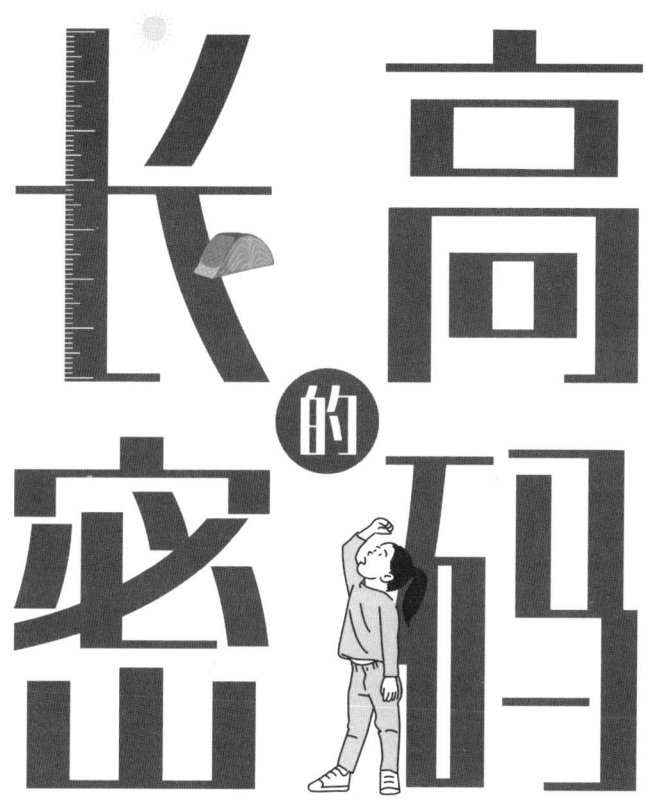

长高的密码

蒋竞雄 著

北京出版集团
北京出版社

图书在版编目（CIP）数据

长高的密码/蒋竞雄 著.--北京：北京出版社，
2024.12.（2025.3重印）-- ISBN 978-7-200-18981-0

Ⅰ. R339.31-49

中国国家版本馆CIP数据核字第2024VC6422号

项目策划：恽　梅
项目统筹：刘　超
责任编辑：刘　超
特约编辑：覃　静
责任印制：武绽蕾　白　兰
装帧设计：青研工作室

长高的密码
ZHANGGAO DE MIMA

蒋竞雄　著

出　　版	北京出版集团
	北京出版社
地　　址	北京北三环中路6号
邮　　编	100120
网　　址	www.bph.com.cn
总 发 行	北京出版集团
经　　销	新华书店
印　　刷	北京瑞禾彩色印刷有限公司
版 印 次	2024年12月第1版　2025年3月第2次印刷
开　　本	710毫米×1000毫米　1/16
印　　张	17
字　　数	150千字
书　　号	ISBN 978-7-200-18981-0
定　　价	68.00元

如有印装质量问题，由本社负责调换
质量监督电话：010-58572393

前 言

大家好，我是蒋竞雄博士。40年前从医学院刚刚毕业时，大家称呼我为"蒋大夫"。这些年我在全国各地给医生培训身高管理相关知识和技能，大家常称呼我为"蒋老师"。我更喜欢后面这个称呼，所以在本书中也自称"蒋老师"了。

随着身高管理服务的不断推广，我在全国很多城市不同的身高管理门诊担任顾问。在看诊过程中，我接触到许许多多的孩子和家长，深深感受到家长对身高管理知识的匮乏和一些理念上的偏差。每当看到那些错过了长高机会的孩子，我都深感遗憾。再看到那些对孩子长高持错误观念的家长，更是深感无奈，而看到那些努力想让孩子长高却走了很多弯路的家长，我也深深叹息。

在以往和家长、保健医生的交流中，我感受到有以下几类情况的孩子可能会错过长高机会。

- **第一类：家长觉得孩子遗传身高很理想，以为孩子能长得高，忽略了对孩子的生长发育监测。等到家长发现孩子身高不长了的时**

候，为时晚矣。

- 第二类：孩子在同龄儿童中，身高数值处于较高水平，家长持乐观态度，没有给孩子及时评价骨龄。
- 第三类：家长不知道骨龄才是真正评价孩子身高的指标。
- 第四类：家长不明白体重和骨龄的关系，盲目促进孩子体重的增长，导致孩子的骨龄加速发育。

身高管理是有方法可以遵循的，包括身高生长发育的基本规律、身高生长速度决定身高水平的基本逻辑、骨龄发育速度决定骨龄大小的底层逻辑、影响身高和骨龄生长速度的因素、遗传主要影响身高生长速度、评价期望身高能否实现的关键指标等，我把这些称为儿童身高的密码。家长掌握了儿童身高的密码，就可以轻松帮助孩子、引导孩子实现理想的成年身高。家长不清楚身高的密码，就可能出现家长和孩子都付出了很多，却无法获得理想身高的情况。家长不了解身高密码，就可能盲目乐观或者盲目焦虑，最后很可能错过孩子长高的最好时机。

我将在这本书中带领家长进行一场关于孩子长高的揭秘之旅。家长们通过阅读本书，能够了解身高生长发育规律的密码、促进身高长快一点的密码、延缓骨龄的密码、评价身高管理效果的密码，还有寻求医生帮助的密码。打开了这些身高的密码，了解更多科学方法和细节，让孩子轻松多长几厘米将不再是梦想。

本书一共分为 10 个篇章，书中介绍了关于身高密码的具体内容和身高密码的重要性，其中还融入了家长可以引导、帮助孩子轻松长高的合理饮食、补充营养素、适宜运动、充足睡眠、控制体重延缓骨龄等具体做法。对于家长倍感困惑的用药物干预身高方面的问题，本书也从帮助孩子长高的角度给予了中肯的建议。

本书是写给那些希望学习身高管理知识和技能、希望接受专业帮助的家长的。身高是影响儿童一生幸福的健康指标，生活中多一位有身高管理意识和技能的家长，就少几个留下身高遗憾的孩子。我真诚和毫无保留地想教会家长如何有效监测孩子的生长发育数据，怎样有效地和医生沟通，怎样客观评价孩子的身高水平，给那些想让孩子长得更高的家长传授简单有效的方法，轻松快乐地实现孩子的理想身高。

通过大家的努力，将来让中国青年人的平均身高增加 2 厘米，是我努力做这项工作最大的愿望和使命。

目 录
CONTENTS

前言　　　　　　　　　　　　　　　　001

CHAPTER 1 第一章
不懂身高密码带来的遗憾

孩子可能错过了长高时机　　　　　002
你以为遗传可以决定一切　　　　　007
身高管理需要持之以恒　　　　　　013
不懂骨龄的无效管理　　　　　　　019
忽略核心数据的管理　　　　　　　024
没有针对期望身高的管理　　　　　030
身高管理不是单次诊疗　　　　　　035

CHAPTER 2 第二章
身高密码关键词

关于身高目标的核心词　　　　　　044
如何关注生长水平这个关键词　　　046
关于生长速度你需要知道的　　　　051

你知道什么是骨龄吗？	058
关于身高的相关检测	062

CHAPTER 3 第三章 原来你真的可以多长几厘米

影响身高的两个关键指标	070
身高可以长快一点	073
骨龄可以长慢一点	076
身高管理越早越好	078
有疾病的孩子也能长高吗？	084

CHAPTER 4 第四章 会吃才能长得高

吃什么才能长高	090
怎么吃才能长得高	095
吃得多不一定长得高	102
孩子胃口不好，怎样做	108
食物过敏的孩子怎么长高	113

CHAPTER 5 第五章 助力长高的营养密码

帮助长高的维生素	120
补钙有利于长高	123

目录

巧补蛋白质类营养　　　　　　　　128

神奇的促进长高的益生菌　　　　　133

CHAPTER 6 第六章　助力长高的运动和睡眠密码

运动为什么能促进长高　　　　　　140

怎样做运动有利于孩子长高　　　　143

为什么睡眠能促进长高　　　　　　146

怎么睡才能长得更高　　　　　　　147

运动和睡眠促进长高的效果评价　　150

CHAPTER 7 第七章　读懂骨龄密码

骨龄是衡量孩子身高情况的重要指标　154

骨龄和身高生长潜能的密切关系　　155

怎样评价骨龄　　　　　　　　　　157

骨龄需要长期监测　　　　　　　　161

这样理解骨龄的生长　　　　　　　165

CHAPTER 8 第八章　体重影响骨龄的奥秘

体重对于儿童身高管理的意义　　　172

骨龄受哪些因素影响　　　　　　　175

体脂率和骨龄的关系　　　　　　177

体型、体重对骨龄的影响　　　　183

CHAPTER 9 第九章 打针吃药对身高的帮助有多大

甲状腺激素对身高的影响　　　　192

生长激素该不该用　　　　　　　194

延缓骨龄的口服药物　　　　　　200

药物不是万能的　　　　　　　　203

CHAPTER 10 第十章 身高密码的应用技巧

现在矮，怎样长高？　　　　　　210

孩子胖，一定要减肥吗？　　　　218

现在开始管身高，还来得及吗？　227

身高从什么时候开始管理　　　　231

如何把握长高的最后机会　　　　234

如何评价身高管理效果　　　　　236

身高管理"三要、三不要"　　　247

后记　　　　　　　　　　　　254

附录　　　　　　　　　　　　256

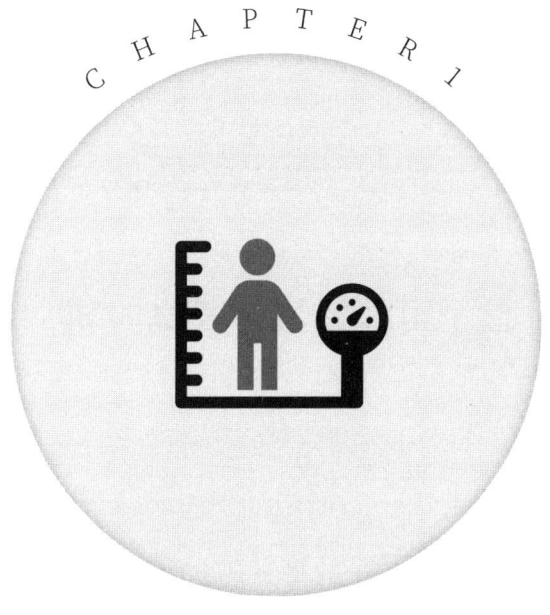

第一章

不懂身高密码
带来的遗憾

蒋老师讲：什么是骨龄，身高和骨龄的关系

孩子可能错过了长高时机

孩子身高的生长是有一定时限的。面对一个 5 岁的孩子，正常情况下家长都会认为这个孩子的身高还会继续生长。看到一个 10 岁的孩子时，估计人群中有大部分家长会认为这个孩子还能长高，不管这个孩子是男孩还是女孩。看到一个 15 岁的男孩，估计有很多家长认为这个孩子的身高还能长。

当看到一个 20 岁以上的成年人，绝大多数人会认为他的身高无法再长了，但是也有极少数人会觉得"二十三，蹿一蹿"的民间说法有一定道理，他们会举例说，身边有位朋友，生完孩子后还长了几厘米。

家长对身高什么时候停止生长的认知，会决定他什么时候开始重视孩子的身高管理。有些家长认为孩子 20 岁还能长高，往往更容易错过孩子长高的最佳时机。

大多数家长是根据自己的经验,来判断孩子的身高什么时候停止生长的,有的家长会根据自己身高停止生长的年龄来判断孩子什么时候停止长高。

那么,身高什么时候停止生长呢?弄清楚这一点非常重要!

我们先来简单了解一下,身高是什么。

身高是测量数据,组成身高测量值的部分就是人体骨骼的长度,包括头颅的高度、脊柱的长度、下肢的长度。处于成长期的儿童,这三个部分的骨骼都会生长,所以儿童会长高。其中,脊柱和下肢的骨骼生长是身高生长的关键部分。脊柱的弯曲度、足弓的高度也会影响身高的测量值,但这两个部分不涉及骨骼的绝对生长,这和身高什么时候停止生长没有太大关系。

一般而言,下肢骨生长停止是身高生长停止的风向标。虽然从理论上讲,脊柱停止生长的年龄可以是 23 岁左右,但下肢骨停止生长后,脊柱增长的幅度就非常有限了,一般为 1~2 厘米,甚至可能只在 1 厘米以内。因此,判断一个孩子的身高是否停止生长,主要看下肢骨是否停止生长就可以了。

判断下肢骨是否还有生长潜能比较简单,家长可以带孩子拍单侧膝关节 X 光正位片,看看成长板的情况就知道了。如果成长板完全闭合了,身高生长也基本停止了。

这是四个孩子的下肢膝关节 X 光片,下面较宽的缝隙是膝关节间隙,也是膝关节可以弯曲的部分。膝关节间隙上面的骨骼是股骨,也是大腿骨。膝关节间隙下面的骨骼是小腿骨，下侧较粗的骨骼是胫骨，下侧较细的骨骼是腓骨。

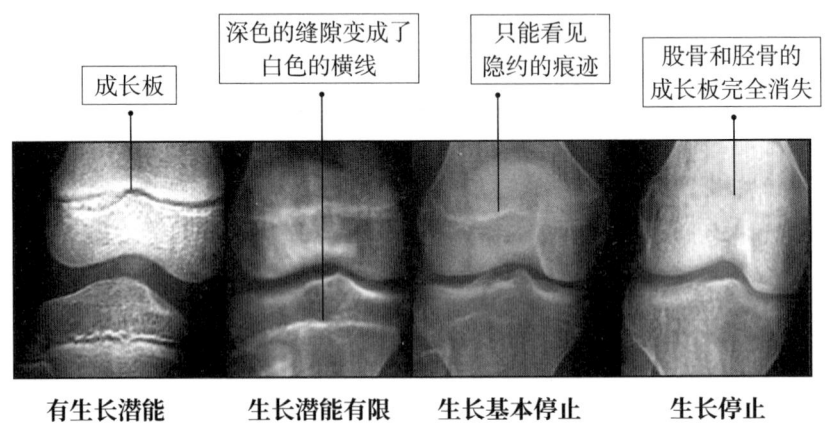

有生长潜能　　生长潜能有限　　生长基本停止　　生长停止

通过手骨的 X 光正位片，我们也可以了解儿童的身高生长潜能。如果手骨片上的成长板都消失了，那么下肢骨的成长板一般也不存在了，身高就基本封顶了。

通过手骨片，可以了解一个孩子的骨龄。不管用什么标准判断骨龄，当男孩的骨龄 16 岁、女孩的骨龄 14 岁，身高生长基本就停止了。

看到这里，家长们应该有所了解了，身高停止生长的关键指标是骨龄和成长板，而不是年龄。

如果家长给孩子定期准确测量身高，有可能发现已经初潮的女孩，或者已经出现喉结、长胡须、有遗精的男孩，连续 3 个月身高增长值小于 1 厘米，这也意味着未来身高生长会更加缓慢，甚至停止生长。

因此，家长不能凭感觉，或者仅仅根据孩子的实际年龄，就主观地认为孩子还有身高生长的潜能。家长一定要通过定期监测身高和骨龄来客观评价孩子的生长发育状况，以免错过孩子长高的时机。

案例1　高中女孩错过了长高时机

小白是一位17岁的女生，学习成绩优异，正在紧张地备战高考，理想是上传媒大学，读播音主持专业。小白的爸爸身高175厘米、妈妈身高160厘米，小白的爸爸认为孩子的身高可以长到30岁，因此面对自己女儿低于孩子妈妈的身高，他并没有在意，觉得让孩子先专注高考，身高可以以后再长。

一次偶然的机会，我见到了小白的爸爸，听说我的专业是儿童营养和生长发育，他急忙向我求助给孩子补充什么营养才能长得更高。得知孩子已经17岁，我首先询问孩子初潮的年龄。家长说，五年前就已经有初潮了。我又问孩子最近一年的身高变化情况。家长说，初三毕业时和高中入校时体检，身高没有变化，都是154厘米。根据这些信息我判断，孩子的身高早已经停止生长了。

一般情况下，女孩初潮后，身高继续增长的时间为1~3年，平均身高生长潜能只有5厘米。小白距离初潮已经5年了，而且近几年身高没有增长，那么往后身高继续增长的可能性几乎为零了。如果想证实小白的身高确实没有生长的潜能了，家长也可以带她去拍摄一张膝关节 X 光片，但是我认为没有必要了。

听完我的讲解，小白爸爸满脸的遗憾和懊悔。

> **蒋老师的叮嘱**
>
> 有些成长中的问题是不可逆的，小白的身高生长的最佳时机已经错过了。如果家中还有小年龄的孩子，要尽早帮助他进行身高管理。

案例 2　错把年龄当成身高停止生长的指标

小红是一位 12 岁的女孩，身高 156 厘米，体重 44 千克，是个苗条又漂亮的姑娘。小红一直学习舞蹈，妈妈希望孩子将来能长到 165 厘米，如果身材高挑，舞姿会更优美。于是，妈妈就带着小红到医院的儿童身高管理门诊，想请医生给孩子做身高管理，让孩子能实现理想身高。

在医院拍完手骨片，医生发现小红手部的成长板全部消失了，已经没有身高生长的潜能了。小红妈妈得知这一结果，简直不敢相信，连忙询问是否腿骨还有成长板。妈妈又带小红去拍了膝关节正位片，同样显示成长板已经消失了。妈妈这才想起，最近半年小红的身高好像没有增长。

医生遗憾地告诉妈妈，孩子身高再增长的可能性几乎没有了。小红妈妈心有不甘地追问："还有什么办法能让孩子再长高一点点吗？听说有中药可以让孩子已经闭合的成长板再打开，可以去试试看吗？"医生说不管用什么方法，恐怕都无法让孩子的身高增长了。也许未来孩子的脊柱还能再长一点点，但是增长值非常有限。

小红妈妈顿足道："原来以为女孩身高至少能长到15岁，看着孩子在班上算挺高的，身材也好，一直觉得她能长得高呢。以前只是关注孩子的学习和跳舞了，现在后悔了。小红还有个5岁的妹妹，一定注意把身高管理起来。"

> **蒋老师的叮嘱**
>
> 在这种情况下，建议家长要关注小红的心理健康，避免孩子因为身高而不自信。

你以为遗传可以决定一切

在身高生长速度方面，影响孩子身高生长速度快慢的因素有遗传、饮食、睡眠、运动、情绪、营养素、疾病等多个方面。在骨龄发育速度方面，影响孩子骨龄发育速度快慢的因素有体重、饮食、药物、疾病等多个方面。

遗传仅仅是影响身高生长速度众多因素中的一个，而且遗传对孩子骨龄发育速度的影响是很小的。

遗传身高偏低的孩子，身高增长值一般不可能缓慢到不正常的状态。譬如，3岁以后的孩子，一年身高正常增长值为5~7厘米，遗传身高较低的孩子，一年长5厘米左右，遗传身高较高的孩子，一年长6~7厘米。

即使遗传身高很低，孩子一年的身高增长值一般也不会低到小于4厘米的疾病状态。如果家长能保证孩子合理饮食、充足睡眠、适当运动、情绪良好，补充适宜的营养素，在没有疾病的情况下，不管遗传身高怎样，一般都可以达到不同年龄所对应的正常的身高生长值。

另外，再请家长们思考一下，改革开放几十年来，人群调查的大数据显示，我国青少年的平均身高在不断增加。在遗传基因没有改变的情况下，只能是外部环境因素，尤其是营养因素和疾病治疗因素，促进了孩子身高水平的提高。由此可见，孩子成长的外部环境因素对身高的影响非常重要。

看到这里，家长们应该明白，遗传对于孩子身高是有一定影响的，但并不是绝对的。其实，我想告诉身高较高的孩子家长，不能对孩子的身高掉以轻心，尽管孩子目前处于较好的身高水平，依然要定期监测孩子的生长发育状况。

对于身高较矮的孩子家长，也不要对孩子的身高失去信心，如果能为孩子营造良好的成长环境，使他的身高增长值达到正常范围，并控制骨龄的发育速度，延长孩子身高生长的时间，完全有可能实现期望身高。

我儿子的遗传身高只有170厘米，我就是通过长期持续地为孩子做身高管理，最后他的身高长到了181厘米。不仅如此，我也帮助了很多的孩子突破遗传身高的限制，实现了理想的成年身高。

案例3　过度相信遗传决定身高而耽误了孩子

小青的身高170厘米，小青的丈夫身高175厘米。小青听很多朋友说"爹矬矬一个、娘矬矬一窝"，身边很多人都认为孩子的身高和母亲的关系很大。她想着自己身高非常有优势，丈夫身高也不矮，孩子将来一定也矮不了。

小青的女儿出生后一直长得很好，每次体检，身高和体重都高于同龄孩子的正常平均值。孩子能吃能睡，让小青非常省心。小青的女儿上小学后，在班上一直算是比较高的孩子，总是坐最后一排。看着女儿长得又高、又壮，小青更加相信自己的判断，认为孩子将来是个高个子。

小青的女儿11岁半时，身高155厘米，体重48千克。过了一段时间，女儿来月经一年后，她发现孩子身高长得很缓慢了，才带女儿去医院拍了手骨片。拿到片子找医生一看，发现女儿的身高已经基本停止生长了。面对孩子158厘米的身高，小青真是追悔莫及呀。

> **蒋老师的叮嘱**
>
> 遗传只是众多影响身高生长速度的因素之一,骨龄其实受遗传影响很小。当孩子个子高时,一定要做骨龄评价,才能知道孩子是不是"虚高"。

案例4　超重影响了身高

小铭的爸爸身高178厘米,妈妈身高171厘米。爷爷、奶奶家族中和外公、外婆家族中,男士的身高都在170厘米以上,女士的身高都在160厘米以上。全家人都认为小铭将来的身高一定会超过180厘米,谁都没有想到将来有一天大家会为小铭的身高而担心,这到底是什么原因呢?

小铭从小食欲极好,吃饭从来不用家长操心,这也有小铭外婆的功劳,外婆细心的照顾,让小铭和同龄孩子站在一起,总是一幅鹤立鸡群的画面。

小铭越长越高,同时也越来越胖,体型在超重和肥胖之间徘徊。由于体重增高了,运动起来特别累,小铭的运动量随着体重的增加而减少。家长每天想让小铭少吃多运动,但是做到这点非常困难,小铭对运动没有积极性,家长又没有时间带着小铭运动,因此小铭回到家,基本上就是坐着写作业、看平板电脑或者玩手机。外婆也是变着花样给孩子做饭菜,觉得等孩子身高不长了再减肥,一切来得及。

小铭13岁时，身高长到166厘米，体重达到67千克。身高168厘米的外婆经常对孩子说，等以后长到180厘米以上，这样的体重就不算什么了。可是大家都没想到，小铭的身高就定格在168厘米半年都没动弹，只有体重在不断地增长。小铭的妈妈和外婆带着小铭到了医院身高管理门诊，拍了手骨片。医生仔细看过手骨片，并根据小铭最近半年身高没有变化的情况，判断他的身高生长其实已经停止了。

小铭的外婆和妈妈都不愿意相信这个事实。孩子才13岁，而且家里长辈都挺高的，怎么会不长了呢？

医生耐心地解释，遗传是影响身高生长众多因素中的一个，不是唯一因素。实际上，成长环境对孩子身高的影响也很大。小铭的年龄虽然只有13岁，但是手骨片显示他的骨龄已经16岁了，成长板都闭合了。这种情况下，不管遗传身高有多好，不管孩子年龄多少，身高生长潜能都很低了。导致孩子骨龄提前发育的重要原因，很可能是体重过重，而这和遗传并没有太大关系。

蒋老师的叮嘱

体重增长过快是耽误孩子身高的常见原因。家长在养育孩子的过程中，需要尽量把孩子的身材控制得好一些，同时每年都要定期监测骨龄，才能及时知道骨龄发育速度是否过快了。

案例5　没有及时干预，留下了身高遗憾

小茹身高170厘米，体型苗条。小茹的丈夫也是高个子，身高183厘米。小茹的女儿从小瘦弱，每次体检时，身高和体重都是刚刚达标。小茹认为女儿主要是脾胃不好导致食欲不佳、食量较少，继而导致身高和体重都长得慢。

小茹带着女儿到处求医，用了中药调理、捏脊、推拿等多种方法，到孩子上小学三年级的时候，终于胃口大开，吃得多了，体重有了一定改善。尽管这样，小茹女儿的身高依然长得很慢，在班上总是坐第一排。

奶奶认为孩子双方家长都是高个子，孩子将来不可能长不高的，很可能会晚长。小茹曾经几次想带女儿去医院找医生看看身高的问题，都被老人拦住了。大家都认为，孩子没有病，不用去医院，免得让孩子有心理负担。

小茹的女儿13岁初潮后，身高生长速度更慢了。看着女儿151厘米的身高，小茹实在不放心，悄悄带孩子去医院拍了手骨片。得知孩子身高生长快停止了，小茹十分忧虑，她带着女儿去了北京几家三甲医院，得到的结果和在当地医院的一样。

以后漫长的岁月里，每当小茹看着女儿娇小的身材，比自己矮一头的身高，心如刀绞。后来看着女儿因为身高的问题，生活上也受到了一些挫折，小茹就更后悔没有早些坚持去管理孩子的

身高了。

> **蒋老师的叮嘱**
>
> 小茹女儿的身高，明显低于遗传身高，身高生长速度缓慢，可能存在生长激素不足的情况。如果在孩子小学阶段及时干预，大概率可以多长10厘米左右。

身高管理需要持之以恒

身高停止生长的标志是成长板完全消失。当男孩骨龄16岁、女孩骨龄14岁时，身高生长基本停止。身高没有长完，身高管理就不能停止。

按照骨龄所呈现的身高水平，是最能反映孩子生长发育真实状态的，看骨龄预测成年身高也会更准确些。

骨龄身高水平的正常范围一共有7个档位，到骨龄成年，男孩和女孩身高基本停止生长时，对应的身高值如下表。

骨龄身高水平对应身高值

性别	第3百分位数	第10百分位数	第25百分位数	第50百分位数	第75百分位数	第90百分位数	第97百分位数
男孩	161.3	164.9	168.6	172.7	176.7	180.4	183.9
女孩	150.4	153.7	157.0	160.6	164.2	167.5	170.7

由于孩子每年身高增长值和每年骨龄增长值都不一样，因此，孩子按照骨龄的身高水平每年都在变化中。

有的家长在孩子很小的时候，带孩子拍了手骨片，得知孩子骨龄身高水平达到了第 90 百分位数，对应的成年身高接近 180 厘米，就很放心地认为孩子将来能长到这个高度，从此不再对孩子进行身高管理，没有定期监测身高、体重和骨龄。等到孩子身高停止生长，才发现身高只有 170 厘米，远低于期望值。

正常身高生长速度的保持，需要合理的饮食、充足的睡眠、适宜的运动、愉悦的情绪、适当营养素的补充。定期准确监测身高，才能明确孩子的身高增长值是否合适。

适宜的骨龄发育速度，需要优化的体重控制、适宜的饮食。定期监测体重和拍手骨片去评价骨龄，才能了解骨龄增长值是否和期望身高匹配。

身高管理是一项长期的系统工程，首先是监测数据的管理，其次是生活方式和行为习惯的管理。身高管理的方方面面，需要家长和孩子共同长期坚持，任何懈怠和疏忽，都可能导致身高的损失，甚至造成终身遗憾。

案例6　疏于监测忽略了孩子身高

小佳 8 岁，身高 128 厘米，体重 23 千克，身材苗条。骨龄 7.5 岁，骨龄的身高水平在第50~75百分位数之间，对应的成年身高是160厘米。爸爸妈妈对小佳的期望身高就是160厘米，因此心里很满意。

我告诉家长，每月固定日期、在固定时间如早晨起床时给小佳准确测量身高和体重。身高的正常增长值是一年5~7厘米，体重的正常增长值是一年1~2千克。每年要在固定时间给小佳拍手骨片，然后请专业医生评价骨龄。小佳爸爸点头答应着。

可是，此后三年，我都没有见到小佳爸爸，也没有收到小佳爸爸给我发的手骨片。到小佳11岁半的时候，小佳爸爸带着小佳的手骨片来找我了。这时候小佳的身高148厘米，体重36千克，骨龄12.2岁。

我简单计算一下，三年半时间，小佳的身高增长了20厘米，体重增长了13千克，骨龄增长了4.7岁，平均每岁骨龄增长的身高仅为4.3厘米。小佳的骨龄已经12.2岁了，平均身高生长潜能不到5厘米，很难达到160厘米的期望身高了。

后来我了解到，小佳爸爸第一次找我给孩子评价身高后，会时常给孩子测量身高，发现一年身高增长值有6厘米左右，觉得挺正常的，慢慢就不太关注孩子的身高了，想起来才给孩子测量身高和体重，而没有定期监测。

以前家长总觉得孩子太瘦，这两年孩子的食欲变好，吃得多了，不像以前那么瘦了，家长挺开心的。平时孩子要上学，去医院拍手骨片要请假，就没有按时去拍片。假期一般都安排了旅游或者课外课程，尤其是最近一年要准备升中学了，功课比以前更紧张，就把拍片子的事情疏忽了。

小佳最近有初潮了，身高明显长得慢了，家长这才意识到问题，请假带孩子去拍了手骨片，没想到骨龄这么大了。

> **蒋老师的叮嘱**
>
> 定期进行骨龄发育监测是实现期望身高的重要环节，也是家长最容易忽略的内容。建议家长抓住孩子长高的最后机会，不要轻易放弃身高管理。

案例7　没有坚持管理走弯路，损失了身高

小乐是个7岁的女孩，身高115厘米，体重21千克，是个粗壮体型的孩子。小乐的爸爸妈妈都不高，家长的要求也不高，希望孩子将来能长到160厘米就很好了。

从出生以来，小乐的体重总是比身高长得快。每次体检，小乐的身高、体重都能达标，但是身高总是在同龄孩子身高平均值以下，体重总是在平均值以上。

小乐妈妈听蒋老师说，只要对孩子的身高有期望值，就需要对孩子进行身高管理。于是妈妈首先带小乐去拍了手骨片，评价骨龄为7.6岁，骨龄身高水平不到第10百分位数，对应的成年身高为148厘米。

小乐妈妈一看女儿的状况和期望身高相差甚远，马上开始重视孩子的身高管理，严格按照蒋老师制订的身高管理方案执行。每月 15 日左右，早晨起来给孩子测量身高和体重，每天晚上督促孩子早睡觉，每天带孩子做运动，经常表扬孩子，每天给孩子补充维生素 AD 和钙片，在日常生活中她也限制孩子吃甜食，更好地控制体重增长。

一年下来，小乐的身高增长了 6.5 厘米，体重增长了 0.2 千克，骨龄增长了 0.4 岁。平均每岁骨龄增长的身高为 16 厘米，骨龄身高水平超过第 25 百分位数，对应的成年身高为 155 厘米。

家长很高兴，也很有成就感。继续按照蒋老师的要求又管理了一年，孩子身高增长了 6 厘米、体重增长了 1 千克、骨龄增长了 0.5 岁。平均每岁骨龄增长的身高为 12 厘米，骨龄身高水平超过第 50 百分位数，对应的成年身高为 160 厘米。

家长看到孩子的骨龄身高水平对应的成年身高已经达到 160 厘米，就觉得小乐将来可以长到期望身高，便产生了懈怠情绪，放松了对孩子身高管理方案的执行。

这一年，家长过得很轻松，孩子也很开心，进食没有了节制，吃了很多甜食，功课压力越来越大，晚睡觉是常事，运动就更无暇顾及。

一年下来，小乐的身高长了 5 厘米，体重长了 3.8 千克，骨龄长了 1.5 岁。小乐好不容易变苗条的身材，又有变胖的趋势。这一年小乐平均每岁骨龄增长的身高只有 3.3 厘米，骨龄身高水平又降到第

25百分位数，对应的成年身高下滑到了155厘米。

经过几年过山车一般跌宕起伏的生长发育，家长深深体会到身高管理是一件始终不能放松的事儿，身高管理的良好效果，需要行为和习惯做支撑。良好习惯的培养是十分困难的，而转变到不良习惯，简直是瞬间的事情。

此后，小乐的父母再也不敢轻易放松对孩子的身高管理。小乐最后长到了162厘米的身高。

> **蒋老师的叮嘱**
>
> 孩子的身高没有停止生长之前，骨龄和身高的状况都存在变数。唯有持续管理，不松懈，才能减少身高和骨龄的损失，增加实现理想身高的机会。

案例8　青春期身高管理不当影响了成年身高

迪迪是个男孩，他的遗传身高是170厘米，家长希望孩子将来成年身高达到175厘米。

迪迪的家长从幼儿园阶段就开始了对他的身高管理，迪迪12岁小学毕业时，身高152厘米，体重40千克，骨龄11.5岁。骨龄身高水平处于第75百分位数，对应的成年身高为175厘米。

上了中学后的迪迪，开始住校，没有家长监管，他就由着自己喜好吃甜食、喝甜饮料。除了上体育课，基本没有其他运动。周末回家，他又经常熬夜玩游戏。

爸爸妈妈工作都很忙,经常要出差,对迪迪身高管理各项措施的执行很不到位。初中三年,迪迪的体重基本上以每年4~6千克的速度增长着。骨龄增长速度每年都超过1岁,长得最快的一年,骨龄增长了2岁。身高每年增长7~8厘米,只持续了两年,然后身高生长速度出现断崖式降低。上高中后,迪迪的身高就没有继续增长了,停留在168.5厘米的水平。

蒋老师的叮嘱

青春期是身高管理的困难时期,一般情况下,骨龄会加速发育,而睡眠、运动、情绪等成长环境往往不容易达到良好状态,这些都会影响身高生长速度。

不懂骨龄的无效管理

身高管理的目标是成年期望身高。期望身高的实现取决于两个系列的指标,一个是身高,包括身高水平的高低和身高速度的快慢,另一个是骨龄,包括骨龄大小和骨龄发育速度。

骨龄有多重要呢?骨龄相当于汽车的汽油。对于一辆燃油车来说,无论车的性能有多好,不管车有多高档,如果没有汽油,车就开不动了。

想让孩子长得高的家长，首先需要了解，孩子身高停止生长的标志是什么。我问过很多家长，不少人都说男孩可以长到十七八岁，女孩可以长到十五六岁。而实际上,孩子身高停止生长的标志是骨龄，不是年龄。

男孩骨龄 16 岁、女孩骨龄 14 岁，下肢骨的成长板基本消失了，身高生长也就基本停止了。因此，对于实现成年期望身高而言，骨龄是非常重要的、绕不过去的指标。

如果不考虑骨龄，却希望孩子将来长得高，就相当于想开车从北京到上海，路程是 1300 公里，每天开 650 公里，两天就能开到。可是车没有油表，不知道油耗，那么很可能车还没有跑到目的地，汽油就用完了，又没有加油站，只能跺脚表达遗憾了。

很多家长在孩子成长过程中，仅仅关注孩子身高的数值和身高生长的快慢，却没有考虑过骨龄的变化。这就相当于只考虑车速快慢和已经走了多少路程，却没有考虑油箱里还剩多少汽油，以及剩下这些汽油还能跑多少路程，甚至这辆车还没有油表，这样就太危险了。

我接触过很多希望孩子长高的家长，没有给孩子定期监测骨龄，更没有做延缓骨龄的干预，结果错过了长高的机会，十分可惜。

儿童的生长发育是有规律的，按照我国 0~18 岁儿童青少年身高标准，18 岁儿童青少年平均身高，男孩为 172.7 厘米、女孩为 160.6 厘米。如果想让孩子将来成年长到平均值以上的身高，那么孩子每年的身高生长速度也需要达到平均值才行，这是最底层的逻辑关系。

有身高管理意识的家长，通常会用身高水平的高矮和身高增长值的快慢两个指标来评价孩子身高长得好不好。当孩子身高长得快，或者和同龄孩子相比身高比较高的时候，家长会心花怒放。尤其是一些自己身高比较高的家长，看到自己孩子的身高偏高时，会理所应当地认为孩子肯定能长得高。当家长看到自己的孩子长得慢、身高偏矮的时候，会想尽办法让孩子长快一点，比如让孩子多吃、多运动等。

但是，家长们一定要知道，除了关注身高生长速度的快慢，还需要考虑孩子骨龄发育速度的快慢才行，毕竟身高封顶的标志是骨龄而不是年龄。有时候看着孩子身高长得快了，家长心里很是高兴。但是如果骨龄也长得快了，就会降低身高的生长效能，让身高增长值大打折扣。

举个例子，一个 5 岁的孩子，一年长了 6 厘米，身高生长速度是平均增长值。如果这个孩子一年的骨龄增长了 1.5 岁，那么平均每岁骨龄只增长了 4 厘米，相当于 6 厘米的增长值被打了七折左右。

青春期的孩子，骨龄发育速度通常远远快于年龄的增长，一年时间，骨龄增长值超过 1 岁的孩子占多数。不少青春期的孩子，一年时间骨龄增长超过 2 岁。

因此，要想实现理想的成年身高，不关注骨龄的身高管理，很可能效果不佳，甚至是无效的。

案例9　营养过剩会加速骨龄发育速度

小姗是个女孩，父母希望她将来能长到165厘米。家长认为孩子多吃才能长得高。小姗幼儿时期胃口就不好，妈妈为此想尽了办法，中医捏脊、中药调理、补锌等方法轮番上，终于让小姗在上小学的时候食欲旺盛起来了。

听说鱼、虾含丰富蛋白质，妈妈经常给小姗做各种口味的水产品。听说牛奶有利于孩子长高，妈妈就让小姗把奶当水喝。眼看着小姗的体型从"豆芽菜"逐渐长成"粗黄瓜"，身高也比班里孩子高出一截，全家人都非常开心。即使听别人说过骨龄会影响身高，家长也没有在意。

小姗8岁时，乳房就开始发育了，妈妈带小姗去医院拍了手骨片，骨龄已经9岁半了。家长觉得孩子现在长得挺高，认为骨龄稍大一点也没关系。直到小姗10.5岁，初潮来临，骨龄已经12岁，身高150厘米，家长才醒悟，带孩子检查后，我们看到小姗的身高生长潜能只有5厘米了，实现期望身高几乎不可能了。

蒋老师的叮嘱

关注孩子身高生长速度的同时，一定要关注骨龄发育速度。

案例 10　了解骨龄发育速度可以避免家长对孩子身高产生不必要的焦虑

小海是个男孩，爸爸妈妈都很高，家长希望小海将来能长到 180 厘米。小海从小身材苗条，在家人眼里孩子太瘦了。小海 7 岁了，连续 3 年，每年的身高增长值都是 5 厘米。妈妈焦急万分，觉得孩子长得太慢了，这样下去，理想身高遥不可及。

这几年，妈妈带着小海经常出入北京的各大医院儿科内分泌专科，费尽了力气挂上专家号，做过无数的检查，除了骨龄比年龄小，没有发现其他异常检查结果。

妈妈不懂骨龄的意义，觉得孩子晚长，骨龄发育慢，身高也长得慢，一定是生长发育哪里出了问题，需要通过检查找出原因。一家医院查不出原因，就换另一家医院。今年找不到原因，明年继续找。

我在门诊见到小海妈妈时，她眉头紧锁，满心的焦虑都写在脸上。我根据小海 180 厘米的期望身高、小海当时 119 厘米的身高及 6 岁的骨龄，再按照男孩骨龄 14 岁还有 5 厘米平均生长潜能的一般规律，计算出小海今后每年的骨龄身高生长速度需要达到 7 厘米。计算公式如下：

$$(180-5-119)\div(14-6)=7(厘米)$$

如果小海一年身高增长 5 厘米，一年骨龄增长 0.7 岁，平均每岁骨龄就可以达到 7 厘米的骨龄身高生长速度了。

根据小海这些年骨龄缓慢增长的情况，一年时间骨龄增长 0.7 岁，是完全可能达到的。听我分析完，小海妈妈舒展眉头，脸上浮现出轻松的笑容，感叹自己因为不懂骨龄，白白焦虑了这么多年。

> **蒋老师的叮嘱**
>
> 骨龄发育速度是可以调控的。我们通过帮助孩子延缓骨龄可以延长身高生长时间，这相当于赢得了身高。

忽略核心数据的管理

身高管理的最终目标是实现理想的成年身高。身高是一组数据，不是凭感觉说的，数据是准确的，感觉就不一定准确了。比如，蒋老师的儿子身高 181 厘米，这是某一时刻的测量数据。蒋老师的儿子看上去挺高的，这种描述就是感觉。既然一个人的身高是一组数据，身高管理就一定要管理和身高密切相关的核心数据才行。

实现理想成年身高最关键的核心数据有两个，一个是身高，一个是骨龄。身高比较容易通过测量获得，家长自己在家里就可以给孩子测量身高。骨龄的评价就相对复杂一些，先要拍出左手清晰的手骨 X 光片，年龄太小的孩子可能无法按照要求配合拍片，一般 3

岁以上的孩子就可以拍手骨片了。光拍了手骨片还不够，还要有精准的骨龄评价结果，要精准到小数点后一位的骨龄，也就是骨龄几点几岁（例如，男孩，骨龄8.4岁）或者骨龄几岁几个月（例如，女孩，骨龄5岁2个月）。

身高和骨龄这两个核心关键数据，分别有两个层面的数据，一个是横向数据，一个是纵向数据。

我们先来看身高，横向数据是单次测量值。例如，家长经常说，我儿子5岁，身高110厘米，个子中等，这就是横向数据的描述，就像一张照片，反映的是这个男孩5岁时测量身高那个时间的情况。**横向数据反映的是孩子身高的水平，也就是身高的高矮**。

另一个反映身高的数据是纵向数据，也就是至少两次以上的监测数据，不同时间的两次测量数据相减，得出的差值就是增长值，也就是纵向数据。纵向数据反映的是孩子动态的身高增长情况，相当于一段录像。

纵向数据比横向数据更重要，一年以内越接近现在的监测数据越能说明孩子现在的身高生长状况。家长往往容易忽视孩子的身高监测数据，没有注重孩子身高增长的快慢，只注意了孩子身高的高矮。

为什么纵向数据比横向数据更重要呢？因为身高增长值的快慢决定了孩子身高的高矮，如果家长希望孩子长得更高，那就需要让孩子未来长得更快才行。没有纵向数据，我们就无法知道孩子的身高生长速度，也就不知道孩子的身高速度是否需要加快，或者是否还有加快的可能性。

下面我们再来看看另一个关键指标：骨龄。骨龄的单次评价结果是横向数据，一般用骨龄和年龄比较，骨龄比年龄大1岁是早长，比如骨龄5岁，年龄是4岁。骨龄比年龄小1岁是晚长，比如骨龄5岁，年龄是6岁。骨龄比年龄大2岁或小2岁，都属于异常。异常不一定有疾病，需要具体分析。

两次以上骨龄的监测结果，是纵向数据，反映的是一段时间内孩子身高生长速度。骨龄早长或者晚长，没有绝对的好坏之分，骨龄是用来衡量如何选择相应的标准评价孩子身高的高矮。例如，我们见到两个孩子，一个5岁，另一个7岁，我们会认为7岁的孩子比5岁的孩子大，我们会分别用5岁的标准和7岁的标准评价两个孩子的身高。但是，这两个孩子的骨龄可能都是6岁，也就是说，这两个孩子都应该用6岁的标准来评价身高。

骨龄身高生长速度比单次骨龄结果更重要、更有价值。一年时间内，如果骨龄增长超过1岁，一定会相对降低身高生长速度。用一段时间的身高增长值除以同一时间段的骨龄增长值，可以得出平均每岁骨龄增长的身高值，这是最最关键和重要的身高管理指标。例如，小花一年时间身高增长了6厘米、骨龄增长了0.8岁，小花平均每岁骨龄增长的身高值是7.5厘米（6÷0.8=7.5）。小米一年时间身高增长了5厘米、骨龄增长了0.5岁，小米平均每岁骨龄增长的身高值是10厘米（5÷0.5=10）。

有时家长获得骨龄的准确评价结果比较困难，不少医院都无法提供精准的骨龄评价报告。在没有监测骨龄的情况下，家长也可以用体重来间接了解骨龄的增长情况。一般情况下，体重增长快，骨龄也相应增长得快。

总结一下，身高管理的核心数据是身高和骨龄，影响骨龄的重要指标是体重。因此，身高管理的核心就是身高、骨龄、体重这三个关键数据的管理，重点是纵向监测数据的管理，也就是增长值的管理。

影响身高增长值快慢的因素有很多，包括遗传、饮食、睡眠、运动、情绪、补充营养素、疾病等。这些因素是否影响了身高，一定要根据身高增长值来判断，不能凭空想象。影响骨龄发育速度的因素，主要是体重和含雌激素的饮食，也有疾病的因素。

家长在管理孩子身高过程中最大的误区，是只关注孩子的饮食、睡眠、运动等因素，却没有定期准确测量孩子的身高和体重。这就好比一个人只顾埋头拉车，没有抬头看路。不了解孩子的身高增长值，就不知道遗传或者环境因素对孩子的身高是否有影响，也不知道孩子是否存在影响生长发育的疾病，那么，也许会在饮食、运动、睡眠等环境干预方面做无用功，也许有了疾病却没有及时治疗，或者不需要治疗却在反复检查和寻找问题的路上"转圈"，或者看着孩子总是比同龄孩子矮而焦虑，等等。

案例 11　只注重过程却忽视结果的管理

经营着一家大型食品超市的小坤希望自己 6 岁的儿子将来长到 180 厘米。小坤利用自己的工作优势，经常变换着花样给孩子吃高品质的牛肉、深海三文鱼、农户散养的溜达鸡、有机土鸡蛋等。给孩子选的奶也是价格不菲且保质期很短的巴氏杀菌鲜奶。

除了饭菜，小坤还让孩子每天补充 DHA 和多种维生素。听说睡觉和运动能帮助孩子长高，小坤每天督促孩子尽量早睡觉，睡前喝一杯奶。小坤还送孩子去打高尔夫球，请教练教孩子学游泳。小坤认为，自己的努力，一定可以让儿子长得高。

听说我的专业是儿童身高管理，小坤抓住机会咨询自己让孩子长高的做法是否合适。得知小坤希望孩子将来的成年身高是 180 厘米，我问小坤："孩子现在的身高和体重是多少？"小坤摇头说："好久没有测量了，不知道具体数据，孩子看上去和同龄孩子差不多高。"

我又问："孩子过去一年身高和体重分别增长了多少？"小坤的头摇得像拨浪鼓。我最后问小坤："是否带孩子去拍过手骨片评价骨龄？"小坤一脸茫然地问："骨龄是什么？"

实现期望身高的核心数据是身高和骨龄。小坤注重孩子的营养、睡眠、运动，都是促进身高生长速度的方法。这些方法是否有效果，需要看孩子的身高增长值。小坤的儿子 6 岁，一年身高的正常增长值是 5~7 厘米。小坤为了孩子长高付出了很大的努力，如果孩子一年的身高增长值不到 5 厘米，那就一定要考虑是否患有影响生长发育的内分泌疾病了。

小坤儿子的遗传身高为 173 厘米，是平均身高水平。如果小坤儿子一年身高增长不到 6 厘米的平均增长值，那就说明小坤在促进孩子长高方面付出的高成本没有获得较高的效益，付出成本和收到效益不匹配。

> **蒋老师的叮嘱**
>
> 家长不知道孩子的骨龄，就像开车不知道油耗，也没有油表一样。小坤这位家长是比较典型的只注重孩子长高的过程，忽略孩子长高核心数据管理的家长，这样的结果，很可能无法实现期望身高。

案例 12　不关注数据测量的付出很可能是无效的

张大爷的孙子 3 岁了。张大爷的儿子和儿媳妇个子都很高，他自然也希望孙子将来的身高超过 180 厘米。为了让孙子长得高，张大爷每天给孙子做 6 顿饭，变着花样给孙子准备各种鱼、肉、米饭、面食、蔬菜、水果等食物，经常追着孩子喂饭。张大爷觉得孙子比较瘦，总是希望孙子多吃一点，认为多吃才能长得高。

一次机会张大爷见到了蒋老师，知道蒋老师是做儿童营养专业的医生，就连忙咨询怎样才能让孙子胃口好、多吃饭。

我问张大爷是否知道孩子过去 3 个月或者半年，身高和体重增长了多少，张大爷说不太清楚，可能没有测量。

张大爷希望孙子吃得好、吃得多，是希望孩子将来实现期望身高。他在孙子饮食方面付出的努力是否有效果，需要看孩子的身高增长值。如果孩子的身高增长值达到正常，或者达到平均增长值，这说明饮食没有影响孩子长高，就不必追着孩子喂食，也不必焦虑孩子吃得少。

其实，只是张大爷觉得孙子瘦，老人从自己的角度单纯希望孩子长胖一点。殊不知，体重增长过多可能导致骨龄增长过快。

> **蒋老师的叮嘱**
>
> 在没有给孩子做骨龄评价的情况下，只注重孩子体重的增长，有可能对骨龄造成负面影响，对实现期望身高是不利的。

没有针对期望身高的管理

所谓管理，其实是我们通过决策、制订和实施计划、督导、协调、控制等工作环节来实现既定目标的过程。任何管理都需要设定管理目标。

身高管理和其他任何健康管理一样，需要有管理目标。比如，糖尿病的管理，通常以人的空腹血糖值不超过 6.1 毫摩尔/升为目标。如果超过了这个界值，就说明你有糖尿病的风险了。

身高管理的目标，可以是正常身高的界值，就是身高标准的第 3 百分位数。这个百分位数对应的 18 岁成年身高，男生是 160 厘米、女生是 150 厘米。

身高管理的目标可以是平均遗传身高。通过父母的身高可以计算出孩子的平均遗传身高。在平均遗传身高计算值上下 6.5 厘米的范围都属于正常遗传身高的范围。例如，一个平均遗传身高为 170 厘米的男孩，将来的成年身高在 163.5 厘米到 176.5 厘米的这个范围，都属于遗传潜能的正常发挥状态。

看到这里，相信家长们一定了解了，所谓的正常身高，不是家长希望孩子未来的成年身高。遗传身高，估计也不是一些自己身高不理想的家长对孩子身高的期望值。

很多家长，明明心里对孩子将来长多高是有期望的，却不对医生强调和说清楚。对于主要职责是诊治疾病的医生来说，只要判断孩子是否有疾病就可以了。身高在正常值范围内的孩子，医生不会考虑孩子有某种疾病。只要没有疾病，医生可能会认为没有必要干预，自然生长就好。

因此，我提出应该以期望身高为目标进行身高管理，期望身高应该由家长来决定。

看到这里，家长们心里可能乐开了花，以为想让孩子长多高就能长多高。当然不是这样的！当家长和医生沟通孩子身高的事情时，家长一定要首先明确地把期望身高告诉医生，请医生帮忙指导实现期望身高需要做的科学管理。

家长千万不要问医生，孩子的身高是否正常。你也不需要问："孩子的身高矮是不是有病？"如果医生说孩子目前的情况，无法实现期望身高，接下来家长需要询问医生的是，可以采取什么方法来实现期望身高呢？关于孩子的身高管理，家长和医生必须目标一致才可能增加孩子实现期望身高的可能性。

案例 13　不要带着疾病导向看诊，需要明确期望身高

炎炎夏日，我冒着酷暑去门诊上班。那天一共看诊了 16 个孩子，想想家长大热天带孩子来门诊咨询身高这种看起来并不是很着急的健康问题，可以看出家长对孩子身高的关注程度。

那天来的第一个孩子，是个 5 岁的男孩，带他来的妈妈身材高挑。我看她紧锁的眉头，可以猜测到她内心的焦虑。经过询问得知，这位家长已经带着孩子去过多家三甲医院的儿科内分泌专科就诊。去见每一位医生时，家长都是问医生，孩子身高矮，会不会有什么病。这个男孩身高 103 厘米，按照 5 岁男孩的标准，刚刚达到第 3 百分位数的正常水平，确实比较矮。一般情况下，既然家长担心孩子可能有影响身高的疾病，那么从医生的角度出发，确实需要排除一下生长

发育的相关疾病。于是医生开出一些检查单，没有发现任何疾病。

家长希望孩子长得高，当家长面对自己孩子比同龄孩子矮半头的状况时，接下来便会带着显示正常的检测单，继续带孩子奔波于各大医院。有的医生一看所有检查结果都正常，骨龄比年龄小1岁，就告诉家长，孩子晚长，回家监测骨龄就可以了。有的医生建议给孩子打生长激素。家长在这种情况下不想用药物治疗，却又没有得到其他的指导。

我见到这位家长，首先问希望孩子将来长多高，家长说希望长到180厘米。我问家长，之前去过这么多医院，是否和医生沟通过对孩子身高的具体期望值。家长说从来没有过。

> **蒋老师的叮嘱**
>
> 不和医生说明期望身高是家长在和医生沟通孩子身高问题时最大的误区。家长不说，医生没问，大家在不同的身高目标状态下讨论孩子身高，家长自然得不到满意的就诊结果。

案例 14　期望身高要求的骨龄和身高仅仅达到正常是不够的

在门诊中我见到了从外地赶来就诊的 14 岁的小明和他的妈妈。小明的妈妈一边拿出一摞手骨片给我看，一边说她带着孩子在当地的医院看身高问题好几年了，每年都会拍手骨片。每次医生都说孩子的身高正常，骨龄正常，身高和体重的增长速度正常，骨龄增长速度也正常。可是现在孩子身高165厘米，喉结很明显，胡须也长出来了，脸上"散落"着青春痘，一副身高快要封顶的模样，家长心里非常着急。

我首先问家长，希望孩子将来长多高。家长看了孩子一眼，说175厘米。小明也跟着直点头。我仔细看了小明的手骨片，遗憾地轻声告诉母子俩，小明只有不到1厘米的身高生长潜能了。不仅无法长到175厘米的期望身高，连170厘米的身高也很可能长不到了。

看着小明这几年拍的几张手骨片，我感叹地说："如果4年前拍第一张手骨片的时候开始身高管理，孩子实现期望身高的可能性非常大。可是现在太晚了，我帮不到孩子了。"

家长急急地申辩："我们一直带孩子在医院看身高的问题啊！"

我问家长："那你有没有把175厘米的期望身高明确告诉医生呢？"

家长一愣，喃喃地说："医生没有问，我也没有说，每次医生都说孩子的生长发育都很正常。"

我分析了孩子每张片子的骨龄和同期的身高、体重值，详细对家长解释道："从第一次拍手骨片评价的骨龄可以计算得出，要想实现期望身高，平均每岁骨龄需要增长的身高值是9厘米。可是这几年，小明一年的身高增长值是6~8厘米，很正常；体重增长值是3~4千克，增长稍多一点，也是正常的；骨龄一年增长1.2~1.4岁，也在正常范围。因此，当地的医生说得没有错。"

但是，小明的家长没有想到的是，生长发育正常的底层逻辑，对应的是儿童正常的身高范围，也就是男生160厘米以上、女生150

厘米以上。如果家长没有强调期望身高，那么医生一般会以正常身高为目标来评价孩子的身高。

> **蒋老师的叮嘱**
>
> 如果家长没有对医生强调期望身高，只要孩子的身高达到正常范围的数值，确实是不必对孩子的身高进行额外干预的。

身高管理不是单次诊疗

身高是一个医学指标。在广大家长心目中，涉及身高的相关疾病表现，包括长得太矮、长得太高。此外，长得太胖或者太瘦，也可能被一些家长认为会影响长高。

孩子长得矮，归属于临床的疾病一般是生长迟缓或者矮小症，原因可能是生长激素缺乏、甲状腺激素缺乏、遗传代谢性疾病、营养缺乏性疾病等。也有相当一部分孩子找不到身材矮小的原因，临床上称为特发性矮小。长得过高的孩子，或者提前出现性发育的孩子，临床上可能归为性早熟一类的疾病。导致性早熟的原因一般多见于孩子身体中雌激素浓度太高，有可能是下丘脑垂体的原因，也可能是吃了含雌激素较多的补品、保健品、食物的缘故。也有一部分孩子找不到发生性早熟的原因。肥胖是性早熟的重要风险因素，性早熟的孩子中，肥胖发生的比例较高。

影响身高的常见疾病

影响身高的疾病分类	
身高长得慢的疾病（矮小症）	骨龄长得快的疾病（性早熟）
生长激素缺乏	肥胖
遗传代谢性疾病	颅脑肿瘤
营养性疾病（佝偻病等）	内分泌疾病

涉及身高的问题，一般归属在医院的儿科内分泌门诊、矮小门诊、性早熟门诊、生长发育门诊。因此，当孩子的身高出现问题的时候，家长也会从疾病的角度去考虑导致身高出问题的原因，并顺着疾病诊断治疗的思路看下去。

临床看病的模式，一般以单次门诊为主。家长认为孩子需要去医院，才会带孩子去门诊就医。看过医生之后，下一次会不会再带孩子去门诊、什么时候再去门诊，全由家长决定。即使医生告知需要复诊，家长是否遵从医生的嘱咐，也是家长自己决定的。

身高管理和一般的单次门诊看病完全不同。身高管理的目标是期望身高，根据期望身高确定孩子每一年、每半年、每三个月、每一个月的生长发育目标值后，就要制订身高管理方案交由家长执行。然后需要每月或者每2~3个月定期准确监测孩子的身高和体重、每一年或者半年监测孩子的骨龄，根据增长值数据评价管理方法的效果，决定是否需要调整管理方案。这个管理的过程是连续的，一直要持续到孩子身高生长停止。

如果是单次门诊的模式，一般门诊现场来不及给孩子准确评价骨龄、无法制订个性化的身高管理方案。医生只能简单和泛泛地进行评价和建议，门诊后也没有数据收集、监测机制，家长很容易懈怠和忽略身高管理内容的执行。不少家长带孩子复诊的时间间隔过长，又没有监测数据，只是看着孩子的身高不够高才去复诊，有时还会去不同的医院就诊。

如果是单次门诊的方式，大家经常看到的情况是，因为不是急症，家长想起来了就去复诊，有事耽误了可能很长时间都没有去复诊。再次想起来复诊时，医生手里也没有孩子的连续监测数据，无法准确评价孩子的生长发育速度。如果家长带孩子去不同的医院，或者采用不同的标准评价骨龄，那么骨龄的增长值也无法准确评价。

这种单次门诊的模式，难以真正帮助孩子实现期望身高，往往会耽误了孩子长高。

案例15　看病模式的身高管理难以解决问题

小树是个男孩，遗传身高170厘米，家长希望孩子将来的身高是180厘米。小树5岁时，身高105厘米，体重15千克，骨龄4.5岁。家长看着小树身高太矮了，比幼儿园同班小朋友矮一截，就带小树去医院看病。

几个月时间里，家长带着小树先后去了三家大医院，做了内分泌方面的一系列血液检查和B超、核磁等影像学检查，结果都没有发现异常。因为家长是去找医生给孩子看身材矮小方面的病，既然没有发现疾病，孩子年龄还小，医生告诉家长先回家观察。

家长按照自己的想法观察着孩子的成长过程，给孩子补充自认为能促进长高的食物和营养素。过了两年，家长发现孩子还是比同龄小朋友矮，又带孩子去儿童医院内分泌科看病，又做了一系列检查，还是没有发现异常。

这时小树7岁，身高114厘米，体重23千克，骨龄7岁。医生告知家长，可以考虑注射生长激素让孩子长高。家长一听激素就比较排斥，不愿意接受打针的药物治疗方法，医生只好依然嘱咐家长回家继续观察。

从小树的案例可以看出，如果家长继续这种单次诊疗的门诊看病模式，很难实现期望身高。因为家长心里想着要让孩子长到180厘米，却没有和医生有良好的沟通。

医生从疾病的角度出发，只要孩子没有疾病，就不需要治疗。如果家长想让孩子长高且愿意接受药物治疗，而孩子的身高又低于正常范围，那就进行药物治疗。

按照身高管理的流程，小树的身高管理其实可以这样做。

小树5岁第一次进行身高管理时，根据孩子180厘米的期望身高、当时105厘米的身高和4.5岁的骨龄，计算孩子到骨龄11.5岁进入青春期之前，平均每岁骨龄需要增长的身高为 10 厘米。

然后，采用促进身高生长速度的营养、运动、睡眠等环境干预方法和控制体重等延缓骨龄的干预方法，每月固定日期、晨起准确测量孩子的身高和体重，根据身高和体重增长值来调整干预方法。每年固定月份拍手骨片，用同一个骨龄评价方法准确评价孩子的骨龄。

假如小树一年身高增长 5 厘米、一年骨龄增长 0.5 岁，就达到了每岁骨龄增长 10 厘米的目标值。如果孩子一年身高增长值低于 4 厘米，就一定要考虑药物治疗。如果在采用了营养、睡眠、运动的干预方法后，小树一年身高增长值低于 5 厘米，也要考虑药物治疗。

如果小树身高增长值达到了一年 5~7 厘米的正常范围，但是没有达到 10 厘米的骨龄身高生长速度目标值，那就要延缓骨龄、让骨龄增长值更少一点。

蒋老师的叮嘱

身高管理需要在家长和管理机构之间建立一套数据监管机制，定期监测孩子的身高、体重、骨龄等关键数据，根据监测数据及时调整实现期望身高所需要的干预方案，并且一直持续监管至孩子身高生长停止，这样才能最大限度地帮助家长实现孩子的期望身高。

案例 16　单次看诊的方式耽误了孩子的身高

小贝是个男孩，遗传身高 177 厘米，期望身高 183 厘米。

小贝 4 岁半时，身高 100 厘米，体重 11 千克，骨龄 3.8 岁，是幼儿园班上最矮的孩子。妈妈希望小贝长得更高，带小贝去了一家儿童身高管理门诊就诊。医生给了小贝一些饮食、睡眠、运动方面的建议，也开了维生素 AD 滴剂和钙剂等营养素。

妈妈刚开始几个月还能按照医生的嘱咐给小贝补充营养素，每天带孩子做运动、哄孩子早睡觉，后来慢慢地就懈怠了。诊所的医生好几次通知妈妈给小贝测量身高和体重，再把数据报给医生，妈妈都没当回事，也没有按照医生的要求去拍手骨片评价骨龄。等小贝 6 岁时，妈妈才想起好久没有给孩子量身高了，赶紧给孩子测量一下，身高 110 厘米，体重 16 千克。

妈妈一看数据，心里美滋滋的，这一年半时间，孩子身高长了 10 厘米，体重也长了 5 千克。小贝妈妈看着孩子细竹竿一样的身材逐渐丰满，身高也长得不错，虽然孩子在同龄人当中依然身高偏矮，但是妈妈心里多了一些希望。

小贝妈妈后来经朋友介绍看了蒋老师写的书，了解到孩子体重长多了，骨龄会长得比较快，心里忐忑，赶紧带孩子又去这家身高管理门诊拍了手骨片，又请之前的医生给小贝评价了骨龄。结果一出来，小贝的骨龄 5.7 岁，一年半时间，骨龄增长 1.9 岁。小贝妈妈焦虑了，担心孩子骨龄长快了。究竟小贝的生长发育状况怎么样呢？下面我们来分析一下。

如果单独看小贝的生长发育增长值，相当于一年时间，身高的增长值是 6.7 厘米、体重的增长值是 3.3 千克、骨龄的增长值是 1.3 岁。3 岁到青春期前的孩子，一年时间，身高正常增长值为 5~7 厘米、体重正常增长值是 1~2 千克。小贝的身高增长值超过了正常范围平均值，这非常好。小贝的体重增长值超过了正常范围最高值。体重增长值的多少，没有绝对的好坏之分，但是对骨龄有影响。

一般情况下，体重增长值一年超过 2 千克，就存在一年时间骨龄增长超过 1 岁的可能性。骨龄的平均增长速度是和年龄同步的，也就是一年增长 1 岁。骨龄增长速度的快慢，也没有好坏之分，家长只需要看是否合适就可以。是否合适，就需要和计算的骨龄身高速度目标比较。

男孩一般骨龄 11.5 岁进入青春期，之后至骨龄 16 岁身高停止生长，整个青春期的平均身高生长潜能是 23 厘米。这样算下来，小贝从现在 100 厘米的身高到 183 厘米的期望身高，还需要再长 83 厘米。到青春期之前，还需要再长 60 厘米。计算公式如下：

$$183-23-100=60（厘米）$$

小贝现在的骨龄是 3.8 岁，到青春期 11.5 岁的骨龄，还剩下 7.7 岁的骨龄。计算公式如下：

$$11.5-3.8=7.7（岁骨龄）$$

小贝的目标是，用 7.7 岁的骨龄长 60 厘米身高，平均每岁骨龄需要增长的身高值是7.8厘米。计算公式如下：

$$60 \div 7.7 \approx 7.8 \text{厘米}/(\text{岁骨龄})$$

我们再来看看小贝这两次拍手骨片之间的身高和骨龄增长值，可以评价骨龄增长值是否合适。

两次拍手骨片之间，小贝的身高增长了10厘米、骨龄增长了1.9岁。身高增长值除以骨龄增长值，$10 \div 1.9 \approx 5.3$（厘米），没有达到7.8厘米的目标，这样的结果说明了以下问题。

● 期望身高183厘米的目标是由每一个阶段性的目标支持的，阶段性目标是平均每岁骨龄7.8厘米。没有达到阶段性目标，就说明期望身高被大打折扣了。

● 如果期望身高不变，未来的阶段性目标值就需要提升。

● 小贝身高增长值很好，只是因为骨龄增长太快，才导致骨龄身高速度没有达到阶段性目标值。

● 未来重点是减小体重增长值，延缓骨龄。

蒋老师的叮嘱

单次诊疗的方式很容易在身高管理的过程中走弯路。在没有监管的情况下，家长很容易疏忽孩子身高、体重和骨龄的监测。孩子身高长得慢、体重长得快、骨龄长得快这些影响期望身高实现的情况，在单次门诊过程中，一般都难以及时发现和干预。

CHAPTER 2

第二章

身高密码关键词

蒋老师讲：根据遗传身高定目标，如何简单计算孩子的平均遗传身高

关于身高目标的核心词

希望孩子将来长多高，家长一定要有明确的目标。如果目标不明确，很可能会耽误了孩子的身高。比如，希望孩子长得越高越好，希望孩子比自己高等，这些都不是具体明确的目标。

我接诊过的很多孩子都是因为家长对孩子的身高缺乏明确目标，想当然地以为孩子能长高，结果却不尽如人意。错过了长高时机，就没有机会再长高，所以身高目标的核心词就是管理目标。

身高的管理目标可以分为以下几种：

第一种，以成年期望身高为目标。这是家长的主观愿望，家长可以根据自己的心愿来想一想希望孩子将来长多高。一定要有具体的身高数值，还要知道和期望身高匹配的身高水平是哪个百分位数。

例如，希望男孩将来长到 180 厘米，这是第 90 百分位数的身高。希望女孩将来长到 164 厘米，这是第 75 百分位数的身高。孩子不同

身高水平的百分位数，可以从我们国家0~18岁儿童青少年身高、体重标准中查到。

确定了期望身高之后，如果因为孩子身高的问题去看医生，家长一定要首先明确和医生沟通，告诉医生自己对孩子的期望身高，这一点非常重要。

第二种，以遗传身高为目标。可以根据孩子父母的身高来简单计算孩子的平均遗传身高，计算公式是这样的。

男孩的平均遗传身高（厘米） = （父亲身高+母亲身高+12）÷2

女孩的平均遗传身高（厘米） = （父亲身高+母亲身高-12）÷2

遗传身高有时被医生用来评价孩子的身高水平是否适合。不过，医生进行评价时，一般会按照计算出来的平均遗传身高加6.5厘米或者减6.5厘米设置一个正常数值范围，来判断孩子的身高是否和遗传身高相符合。

看到这里，家长可能明白了，大部分孩子都会长得和遗传身高相符合的，但是很多家长都希望孩子的身高在平均遗传身高之上，而不希望在平均遗传身高之下。因此，把遗传身高作为孩子身高目标的家长，其实心里还是有个具体的期望目标的。既然有期望的具体目标值，就需要找医生协助家长实现孩子的期望身高。

大多数家长带孩子去找医生，都是为了确定孩子的健康状况是不是正常。很多家长认为，只要正常，孩子就没有病，就是健康的。也有不少医生认为，孩子只要各项指标都正常，没有疾病，就算达标了。

身高目标是家长对孩子的身高心愿，是实现期望身高。这一点家长一定要始终牢记。

如何关注生长水平这个关键词

生长水平是指身高的高矮和体重的胖瘦，这是家长在谈到孩子生长发育状况时，最常使用的评价指标。比如，经常听家长说，我家孩子现在几岁，男孩或者女孩，身高多少厘米，体重多少千克。这些都是单次的测量数据，是关于生长水平的评价。生长水平就像是一张"照片"，反映的是孩子某一个时点的高矮、胖瘦的情况。

我们先来了解一下孩子生长水平这张"照片"的含义。

身高和体重水平的评价标准，是按照孩子的性别和年龄来确定的。所以，当家长去咨询医生关于孩子的高矮和胖瘦的时候，一定要首先告知医生孩子的性别和年龄。我接触过很多在线上问诊、咨询的家长，常常忘记告知孩子的性别，有的甚至连年龄也不说，这是无法评价孩子的身高的。

我国颁布的"0~18岁儿童青少年身高、体重百分位数值表",可以用来评价孩子身高和体重的生长水平。评价方法是这样的。

首先,需要准确测量孩子的身高和体重。早晨测量身高比晚上测量身高会高1~2厘米,这主要是脊柱的椎间盘被压缩的缘故。因此,测量身高要掌握"四定原则"。

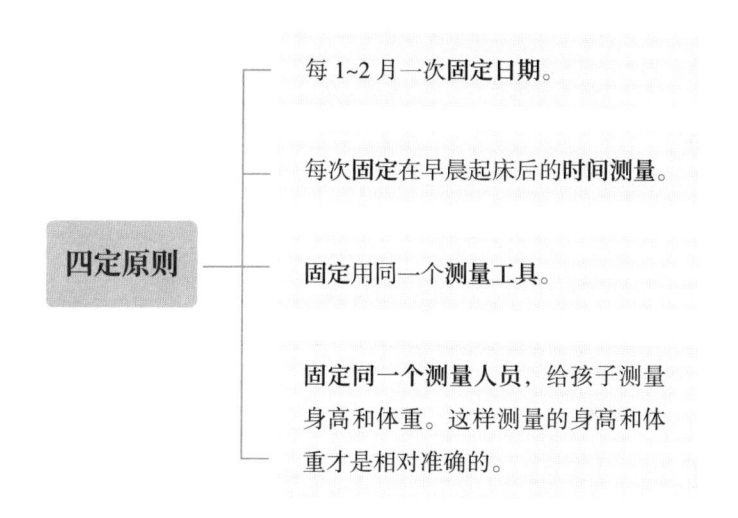

四定原则
- 每1~2月一次固定日期。
- 每次**固定在早晨起床后的时间测量**。
- **固定用同一个测量工具**。
- **固定同一个测量人员**,给孩子测量身高和体重。这样测量的身高和体重才是相对准确的。

有了准确的测量数据,在"0~18岁儿童青少年身高、体重百分位数值表"上的最左侧找到孩子的年龄,然后横向往右看,分别比较孩子的身高和体重能够达到表格上哪一列的数据。再往上看,就能知道孩子的身高和体重分别是哪个生长水平。

生长水平的正常范围一共分7个档位,从低到高分别是第3百分位数、第10百分位数、第25百分位数、第50百分位数、第75百分位数、第90百分位数和第97百分位数。

长高的密码

正常生长水平的 7 个档位中，第 25 百分位数以下是中下水平；第 25~75 百分位数是中等水平；第 50 百分位数是平均水平；第 75 百分位数以上是中上水平。家长希望孩子将来的身高是哪个水平，对照孩子现在的身高在哪个水平，就知道是否有差距了。

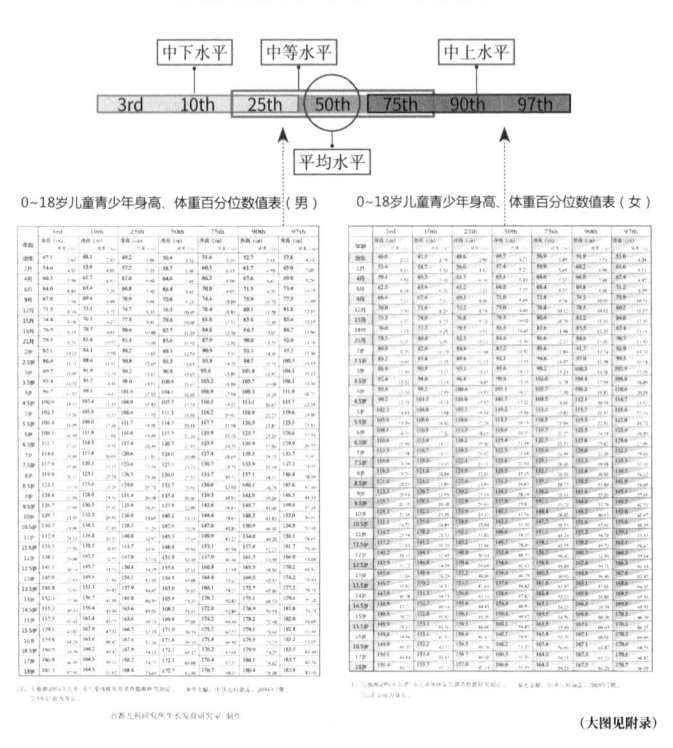

正常生长水平有 7 个档位

(大图见附录)

家长还可以比较孩子遗传身高的百分位数档位和孩子现在身高的百分位数档位，来判断孩子身高遗传潜能的发挥情况。计算出孩子的平均遗传身高后，对照我国"0~18 岁儿童青少年身高、体重百分位数值表"，看最后一行 18 岁的身高标准，就知道孩子的平均遗传身高是哪个百分位数了。

如果孩子身高的百分位数档位和遗传身高的一样，那就说明孩子身高的遗传身高生长潜能没有得到充分发挥。例如，男孩，遗传身高168厘米，是属于第25百分位数的档位，而孩子自己的身高，也是属于第25百分位数的档位。遗传身高生长潜能没有充分发挥的孩子，通过改善成长环境，是有可能让身高潜能发挥得更好的。

如果孩子身高的百分位数档位高于遗传身高，那就说明孩子的遗传身高生长潜能得到了很好的发挥，说明之前的成长环境是有助于孩子的身高生长的。例如，男孩，遗传身高168厘米，属于第25百分位数的档位，而孩子自己的身高，属于第50百分位数的档位。遗传身高生长潜能发挥良好的孩子，要想进一步提高年龄的身高水平，是很难的。

如果孩子身高的百分位数档位低于遗传身高，那就说明孩子身高的遗传潜能发挥得较差，说明成长环境阻碍了孩子的身高生长。比如，男孩的遗传身高168厘米，属于第25百分位数的档位，而孩子自己的身高，属于第10百分位数的档位，就是这种情况。遗传身高生长潜能发挥较差的孩子，我们需要分析、寻找环境的不良因素，甚至需要排除某种疾病影响的因素。当环境因素改善或者治疗疾病后，是很有可能提高相应年龄的身高水平的。

接下来我们看看如何判断孩子胖瘦程度的水平。按照孩子的年龄和性别，根据"0~18岁儿童青少年身高、体重百分位数值表"，可以评价孩子的体重在哪个百分位数档位。家长可以根据孩子身高和体重百分位数档位的分数，简单判断孩子的身材胖瘦程度。

如果身高和体重都是同一个档位的分数，就是匀称身材。如果身高档位的分数比体重档位的分数高，就是苗条身材。如果身高档位的分数比体重档位的分数低，就是粗壮身材。

孩子胖瘦程度的精准判断可以用 BMI 来评价。BMI 是体重指数，计算方法是体重除以身高的平方，计算公式是 $BMI = 体重 \div 身高^2$，需要注意的是，公式中体重以千克为单位，身高以米为单位。BMI 的标准根据年龄和性别有所不同，也可以分为不同档位，第 3 百分位数到第 85 百分位数为正常范围。当孩子的数值低于第 3 百分位数为消瘦；处于第 50 百分位数为平均水平；处于第 85 百分位数以上为超重；处于第 97 百分位数以上为肥胖。

$$BMI = 体重 \div 身高^2$$

家长在评价孩子身高和体重水平时一定要注意，身高的水平要和期望身高水平一致，体重的水平只要达到正常范围就可以了，最好让孩子保持苗条身材。

生长水平一般反映的是孩子过去的生长状态，要想了解孩子现在和未来的生长状态，就需要看生长速度了。孩子身高和体重的生长水平都是由生长速度决定的。

关于生长速度你需要知道的

生长速度是指一段时间内孩子身高和体重的增长值。如果我们把生长水平比作一张"照片"的话，那么生长速度就是一段"录像"。生长水平的"照片"，只能反映孩子过去某个点的生长情况。生长速度的"录像"，可以非常客观和真实地反映孩子现在的生长状态和未来的发展趋势。

孩子身高生长的底层逻辑是这样的，从出生起，每个年龄段都有身高生长的正常增长值范围，正常增长值的范围一年有2厘米的幅度。

如果孩子每年身高增长在正常范围的偏低值，那么按照年龄，这个孩子的身高就会在正常范围的中下水平。

如果孩子每年身高增长在正常范围的平均值，那么按照年龄，这个孩子的身高就会在正常范围的平均水平。

如果孩子每年身高增长在正常范围的偏高值，那么按照年龄，这个孩子的身高就会在正常范围的中上水平。

如果孩子每年身高增长在正常范围以下，那么按照年龄，这个孩子的身高水平就会在正常范围以下。

由此可见，非常重要的逻辑关系是，孩子目前身高水平的高低是由孩子过去身高增长值的快慢决定的。孩子身高增长值低于平均值的时间越长，身高低于平均水平的差值就会越大。

下面再强调一下孩子每个年龄段身高增长的正常值，家长们可以定期测量孩子的身高，对照正常值，看看孩子每年的身高增长值是多少，就明白孩子现在身高的高矮是哪个阶段的身高增长值导致的。下表是孩子各年龄段的身高增长值，家长一定要了解。如果发现孩子身高增长值偏低了，就要及时进行干预。

每个年龄段身高增长的正常值

年龄段/岁	正常范围增长值/厘米	平均增长值/厘米
0~1	25~27	26
1~2	11~13	12
2~3	7~9	8
3岁至青春期	5~7/年	6/年
青春期开始后两年内	7~9/年	8/年

进入青春期的孩子
↓
身高生长会加速，但加速的时间一般只能持续1~2年。

从青春期这个阶段以后
↓
身高生长速度减慢，最后身高生长停止。

孩子过去身高增长缓慢，属于历史问题，是无法解决的。孩子现在的生长是否有问题，需要看孩子最近一年的生长速度。越接近现在的生长速度，越能说明孩子现在的身高生长状态。孩子一年前的生长速度，属于过去的问题，家长可以不用太在意。

想让孩子由矮变高，必须让孩子未来长得更快。分析和评价孩子现在的生长状况，才能判断孩子未来是否还能长得更快。如果孩子现在的生长速度是正常的，未来继续维持正常的生长速度就可以了。如果孩子现在的生长速度缓慢，未来我们就需要帮助提升孩子的生长速度。

案例 17　身高生长速度正常，家长不必焦虑

大米是个 7 岁的男孩，身高 105.8 厘米。大米出生时 49 厘米，接近第 25 百分位数的水平。大米从婴儿时期开始就对牛奶和鸡蛋过敏，胃口很差，食量很少，经常腹泻。因为过敏，大米经常患皮肤湿疹，瘙痒导致大米经常睡眠不安。

大米出生后第一年身高增长了 23 厘米，身高水平比出生时直降两个档位，只有第 3 百分位数的水平了。大米出生后第二年身高增长了 10 厘米，出生后第三年身高增长了 6 厘米，3~6 岁每年增长 5 厘米。

从大米 3 岁之前的身高增长值分析，每年都没有达到正常的生长速度。大米上小学后，食物过敏的情况有所好转，运动量增加了，睡眠也改善了，还每天补充维生素 AD 和钙锌等营养素。大米 6~8 岁这两年身高增长了 12 厘米，每年都增长了 6 厘米。

> **蒋老师的叮嘱**
>
> 虽然大米目前的身高已经属于矮小症的范畴了，但是大米最近这一年的身高生长速度是正常的，目前不需要药物治疗，未来继续维持正常的身高生长速度即可。当然，如果要实现理想的成年身高，延缓骨龄也是必不可少的。

案例 18　生长速度低于正常水平，可能需要药物治疗

小夏是个 8 岁的女孩，从出生到 6 岁，小夏每年身高增长值都达到了正常范围，但增长的数值总是在偏低的状态。

小夏 6 岁到 7 岁这一年，身高只增长了 4.3 厘米；7 岁到 8 岁这一年，身高生长速度更慢，只增长了 3.8 厘米。尤其是最近半年，小夏的身高只增长了 1.5 厘米。身高增长缓慢的这两年，小夏的饮食、睡眠、运动、情绪等方面都和以前差不多，也没有因为生病去医院看病。

> **蒋老师的叮嘱**
>
> 虽然小夏现在的身高是在正常范围，但是她近期的生长速度太慢了，需要考虑有某种疾病的风险，尤其是有患内分泌疾病的可能性。家长需要及时带小夏去儿科内分泌专科进行诊治。

案例 19　婴幼儿生长缓慢，会长久影响孩子身高

妈妈领着 12 岁的小路来到一家身高门诊找医生看诊时，愁容满面地说："家族里大部分人都是高个子，我希望儿子将来长到 176 厘米。可是，孩子一直都比较矮，我费尽了力气也没能让他明显长高。到底是什么原因让孩子始终这么矮呢？我要怎么做呢？"

医生仔细分析了小路的监测数据。男孩，年龄 12 岁，身高 144

厘米，体重35千克，骨龄12岁。按年龄的身高是处于第10百分位数，按年龄的体重是第10百分位数，按骨龄的身高也是第10百分位数，这个水平对应的成年身高是165厘米，和期望身高差距11厘米。实现期望身高难度很大。一般来说，单次生长发育检测数据只能说明孩子是否有生长发育的问题。要想了解孩子生长发育偏离的原因，也就是身高长得矮的具体原因，需要分析、监测孩子不同时期的生长发育数据，也就是需要看孩子过去生长发育数据的记录。

小路的妈妈听医生这么一说，连忙从包里掏出一本保健手册，这里有小路从出生到12岁的身高和体重记录。婴幼儿时期的记录数据较多都是保健医生记录的。后期的数据是小路妈妈记录的。

小路的期望身高是176厘米，是处于第75百分位数。下面是小路从出生到12岁的生长测量数据记录和分析，可以给家长一些参考。

小路自出生以来的身高和体重测量数据

年龄/岁	身高/厘米	百分位数	增长值/厘米	增长值评价	体重/千克	百分位数	增长值/千克	增长值评价
0	50	50			3	25		
1	73	10	23	−2*	9	10	6	平均值
2	83	3	10	−1*	11	10	2	平均值
3	90	3	7	最低值	13	10	2	平均值
4	97	3	7	最高值	16	25	3	+1*
5	103	3	6	平均值	18	25	2	平均值
6	109	3	6	平均值	20	25	2	平均值
7	115	3	6	平均值	22	25	2	平均值
8	121	3	6	平均值	24	10	2	平均值
9	127	3	6	平均值	27	25	3	+1*
10	132	10	5	最低值	29	10	2	平均值
11	138	10	6	平均值	32	10	3	+1*
12	144	10	6	平均值	35	10	3	+1*

注释：加"*"号，表示低于或高于正常范围，用"−"表示低于正常范围最低值的数值；用"+"表示高于正常范围最高值的数值。"最低值"表示正常范围内的最低值；"最高值"表示正常范围内的最高值；"平均值"表示正常范围的平均值。

从小路出生以来的身高和体重监测数据分析得知，小路出生后第一年，身高比正常范围最低值还少增长了2厘米。第二年，身高比正常范围最低值少增长了1厘米。此后一直到12岁，小路的身高增长值都达到了正常范围，大部分时候达到了正常范围的平均值。

小路出生后的头两年，一共少长了3厘米身高，导致后来的身高水平一直偏矮，始终没有达到出生时第50百分位数的平均水平。小路现在矮，是出生后的头两年生长速度缓慢造成的。小路现在的身高增长速度是正常的，不需要做什么检查来寻找孩子矮的原因，也不需要用药物治疗。

小路妈妈听完医生的分析，心有不甘地问："孩子出生后的头两年里长得慢，今后就只能矮下去了吗？完全没有办法实现176厘米的理想身高了吗？"

医生告诉家长，小路现在144厘米的身高，按照12岁的年龄来评价，是第10百分位数的水平，对应的成年身高是165厘米，实现176厘米期望身高的难度极大。

如果小路的骨龄是10岁，按照10岁的标准评价144厘米的身高，就达到第75百分位数的水平了，实现期望身高就很容易了。

小路自出生以来，体重的增长值从来没有亏损过，有时候还超过正常范围最高值。这就导致小路的骨龄发育速度和年龄同步增长，骨龄没有储备，骨龄对小路实现期望身高没有助力。

蒋老师的叮嘱

从小路的案例中，家长们应该明白一点，不能只关注孩子的高矮，更要关注孩子身高生长速度的快慢。每个月都要做好生长监测，尽量保证孩子身高增长值达到正常范围。一旦发现孩子身高增长值缓慢了，需要尽快进行干预。

下面蒋老师给家长们设计一张空白的身高、体重监测表，家长可以把自己孩子的测量数据记录下来，每半年或者每年进行评价。一旦发现生长偏离，及时找专业医生咨询指导。

身高、体重监测表　　　　　　（大表见附录）

年龄/岁	身高/厘米	百分位数	增长值/厘米	增长值评价	体重/千克	百分位数	增长值/千克	增长值评价

你知道什么是骨龄吗？

每个孩子出生后，都有两个年龄的概念，一个是365天增长1岁，我们称为年龄，也称为"日历年龄"或"时间年龄"，所有人的年龄增长速度都和时间的流逝速度一样。另一个是生物概念上的年龄，就是骨龄。骨龄每年增长多少，每个孩子都不一样。

骨龄的作用

第一，骨龄是身高停止生长的指标。男孩骨龄16岁、女孩骨龄14岁，身高生长基本停止了。如果孩子的骨龄和年龄一样，那么男孩16岁、女孩14岁，身高就停止生长了。如果孩子的骨龄比年龄小2岁，理论上，孩子身高停止生长的年龄，男孩就可以到18岁、女孩就可以到16岁。

第二，骨龄是判断身高生长潜能的指标。男孩骨龄14岁、女孩骨龄12岁，平均身高生长潜能只有5厘米了。男孩骨龄15岁、女孩骨龄 13 岁，平均身高生长潜能只有 1 厘米了。

第三，骨龄是判断孩子进入青春期的重要指标之一。男孩骨龄 11.5 岁、女孩骨龄 9.5 岁，就可以判断他们进入青春期了。

第四，骨龄是判断孩子身高水平高矮的客观指标。按照年龄评价孩子的高矮是不准确的，因为孩子的身高有早长和晚长，按照骨龄来判断孩子的高矮才是最客观准确的。

判断孩子的骨龄情况可以分两步

第一步 → 家长需要带孩子拍一张正规、清晰的左手 X 光正位片，包括手腕部和所有的手指尖。拍片子的时候，手臂和手掌要放在同一个平面，手指自然张开，大拇指和食指的夹角为 30 度，其他手指的夹角为 15 度。

第二步 → 根据骨龄标准来评价骨龄。

评价骨龄的标准有整张手骨片的标准，也有手部每个骨的骨骺进行评价的标准。

整张手骨片评价骨龄的方法常用的是 G-P 图谱法，这种方法评价的结果不太精准。因为图谱的骨龄最小间隔为 0.5 岁或者 1 岁，而且孩子手部各个骨骺的发育速度其实是不一样的，很难和标准图谱完全吻合。这种方法一般适用于门诊医生快速评价孩子的大致骨龄。

手部每个骨骺分别评价的骨龄标准较为精准。这种方法需要对照手部各个骨骺的发育标准来逐个评价手部十几个骨骺的发育等级，根据发育等级获得孩子的骨龄得分，根据骨龄得分再看精准的骨龄结果，也就是几点几岁的骨龄（例如，骨龄 7.8 岁），或者几岁几个月的骨龄（例如，骨龄 5 岁 10 个月）。

评价骨龄不是计算数字，而是比对骨骺发育状态的图形。骨龄标准中，手部各个骨骺的发育等级，最多只有十几个等级标准，而孩子手骨片上的骨骺发育状态，有时候不完全和标准图谱长得一样，很可能介于上下两个骨发育等级之间。在这种情况下，人工读片或者人工智能读片的结果就会影响骨发育等级的判断，继而影响骨龄评价结果。

有的家长拿着孩子的手骨片找不同的医院、不同的医生评价孩子的骨龄，得出不同的结果后，不知道该信哪一个。其实，不同的评价标准之间是有一定差异的，是无法横向比较的。

家长需要了解的是，同一张手骨片，用不同的标准评价，得出的结果很可能是不一样的。

即使用同一个标准，不同的医生评价同一张手骨片，也可能会有不同的结果。即使用同一个标准、同一个医生评价，在不同的时间评价，也可能会有结果的出入。

这和医生的经验、应用评价标准的熟练程度、手骨片的清晰度等，都有关系。经验丰富和技术熟练的医生或专业评价人员，间隔一段时间评价同一张片子，骨龄差异一般不超过 0.5 岁。

给孩子评价骨龄，不仅是看孩子的骨龄大小、骨龄和年龄的差异，更重要的是了解孩子每年或者每半年骨龄的增长值。**用每一段时间**

身高的增长值除以骨龄的增长值，可以计算出平均每岁骨龄增长的身高值（例如，孩子一年的身高增长值是5厘米、骨龄增长值是0.7岁，孩子平均每岁骨龄的身高增长值是5÷0.7≈7.1厘米），这是关系到期望身高能否实现的最重要的参数。

只有精准评价的骨龄结果才是对身高管理有价值的数据。

对身高管理价值较小的骨龄结果一般是这样描述的："骨龄大致正常""骨龄和年龄相当""骨龄7~8岁""骨龄小于或者大于年龄1~2岁"等。

家长拿到骨龄报告，一定要学会去找报告中的骨龄，找到精准的骨龄结果，然后再找与骨龄对应的身高百分位数。如果骨龄结果有R系列骨龄和C系列骨龄，家长看R系列骨龄就可以了。

骨龄报告

骨龄身高百分位数是衡量孩子身高水平的最重要指标。这个百分位数可以对应成年身高，家长能知道自己孩子目前是在成年身高的哪个水平。

根据骨龄和年龄的差值可以了解孩子是早长还是晚长，可以了解身高生长潜能的大小。根据孩子骨龄对应的身高百分位数，可以了解孩子真实的身高水平和对应的成年身高。

至于骨龄报告单上有一项预测成年身高，建议家长可以暂时忽略。身高预测一般很难做到准确。预测的前提是，假设孩子未来的生长发育都是正常平均状态，也就是身高增长值和骨龄增长值都是正常的平均增长值。实际上，孩子未来身高的生长速度和骨龄的发育速度，都存在不确定性，受环境的影响很大，也有个体差异，每年都会变化。

为了尽可能减小骨龄评价的误差，建议家长每次给孩子评价骨龄时，最好在同一家医院、用同一个标准来评价骨龄。

家长带孩子拍手骨片可以去就近的医院，如果就近的医院无法精准评价骨龄，家长可以找线下或者线上能提供精准骨龄评价的服务。根据骨龄报告单上使用的骨龄评价标准，每次都找同一个标准来评价骨龄。这样评价出来的骨龄结果，误差相对较小，有一定的可比性。

关于身高的相关检测

在孩子没有疾病的情况下，为了做好身高管理，需要做和营养相关的一些检测。根据检测结果，可以更精准地了解孩子相关的营养状况，为补充营养素提供客观依据。

骨密度

骨密度是评价孩子钙营养状况的唯一精准指标。孩子是否缺钙、要不要补钙、钙营养是否良好，最客观的指标就是骨密度。

身体中的钙，99%都在骨骼中，血液中的钙浓度一般会维持在稳定状态。

如果血钙浓度太低了，身体会启动自动调节系统，促使甲状旁腺分泌甲状旁腺激素，让通过食物进入肠道的钙吸收率增加，让肾脏排出的钙减少，以此来提高血钙的浓度。

如果血钙浓度太高了，身体也会通过自动调节系统，促进甲状腺分泌降钙素，让通过食物进入肠道的钙吸收率减少，让肾脏排出的钙增加，通过反向调节来降低血钙的浓度。

看到这里，家长们也许就明白了，身体通过神奇的自动调节系统，会让血钙水平维持身体需要的状态。运动时的肌肉收缩、心脏跳动、神经传导、细胞新陈代谢都离不开正常血钙水平的支持，因此身体就需要经常让血钙达到合适的状态。血钙检测结果对孩子钙营养的参考价值很低。

骨密度的检测方法现在常用的有两种。

第一种方法是比较精准的双能X线的方法，又称为金标准。双能X线检测骨密度，需要孩子配合，仪器比较昂贵，检测价格也比较高，目前只有少数医院能够开展儿童双能 X 线骨密度检测。

第二种方法是超声骨密度检测。这种方法比较普遍，很多医院都有这种仪器，没有放射线影响，一般检测费用也是家长能接受的。**超声骨密度检测的部位一般为下肢小腿胫骨的一段，或者跟骨，或者上肢前臂桡骨的一段。**

超声骨密度检测结果虽然不如双能 X 线准确，但是如果每次都在同一家医院做检测、每次做多个部位、每次都做相同的部位，这样连续监测的结果，还是有一定参考价值的。

家长要学会看骨密度检测结果，因为是图形，所以家长很容易看懂和理解。

超声骨密度的检测报告一般会有一幅曲线图，也会有文字解读。曲线图中一般有 5 条从左到右、由低到高的曲线，最下面的曲线是正常范围的最低值。孩子的骨密度检测正常值会随着年龄增长逐渐提高。

如果代表孩子检测结果的圆点在 5 条曲线之内，就表示孩子的骨密度是正常的，也就是不缺钙。如果检测值低于最下面那条线，就表示孩子缺钙了。中间那条曲线代表骨密度的正常范围平均值。如果家长希望孩子将来的身高在平均水平以上，孩子的骨密度最好维持在平均值以上。

骨密度检测结果报告

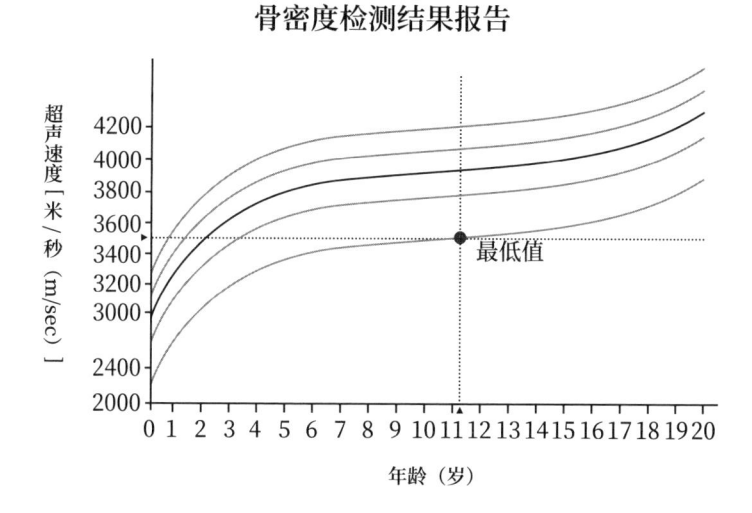

注：图中黑色的圆点，代表孩子本次骨密度的检测值，位于5条曲线的最下面一条，是正常范围的最低值，说明骨密度值偏低。

影响孩子骨密度的因素有3个，分别是维生素D水平、钙营养状况和抗阻力运动的情况。

维生素D的作用是帮助进入肠道的钙被吸收到血液中，这是达到良好钙营养状况的首要基础。钙进入血液后，才有可能到骨骼中去。

如果钙摄入不足，进入血液的钙就比较少，进入骨骼的钙自然也就少了。

最后还有一个很重要的影响骨密度的因素，就是抵抗重力的运动，简单来说，就是两条腿支撑身体、有腾空的运动。这类运动包括跑步、跳绳、踢毽子、摸高等。抵抗地球重力的运动是促进钙从血液进入骨骼的非常重要的因素。在太空失重的情况下，宇航员骨骼的钙会大量释放到血液中，通过肾脏排出，导致骨质疏松。长期卧床的病人，缺乏支撑身体和抵抗重力的运动，容易发生骨质疏松，也是类似的道理。

当孩子的骨密度检测结果不理想的时候，家长们需要从孩子的维生素 D 水平、钙摄入量、抗阻力运动三个方面分析原因，加以改进。

骨密度检测的是骨骼中矿物质的含量，矿物质沉积到骨骼需要较长的时间，因此骨密度检测结果一般不会在短期内改变。一般情况下，骨密度每年检测一次就可以了。如果孩子骨密度检测结果偏低或者缺钙，想知道采取干预措施后效果如何，婴幼儿可以 3~6 个月复查一次，3 岁以上的孩子可以半年复查一次。

维生素 A 和维生素 D

维生素 A 和维生素 D 是促进身高生长的关键营养素，也是可以进行血液检测的营养素。现在很多医疗机构可以做微量血的维生素 A 和维生素 D 的检测，也就是用指尖血做检测。

维生素 A 的检测名称是血清视黄醇，维生素 D 的检测名称是 25-羟基维生素 D。

家长带孩子做了维生素 A 或者维生素 D 的检测后，一般都会有检测结果的报告。检测结果会有正常值的范围，家长可以对照着看。如果检测结果低于正常值的最低值，就说明孩子缺乏维生素 A 或者维生素 D，需要增加补充量。

孩子身体中维生素 A 和维生素 D 营养状态较好，这对身高生长速度有很好的促进作用，因此，维生素 A 和维生素 D 的检测值，最好维持在正常范围的平均水平以上。

如果孩子缺乏维生素 A 或者维生素 D，补充相应的维生素后，最好每三个月复查一次。如果检测值在正常范围，可以每年复查一次。

体脂率

体成分检测结果也是身高管理过程中较为重要的参考指标。体成分就是身体成分的检测，检测结果报告中有很多内容，比如脂肪重量、脂肪比例、肌肉重量、水分等。

家长看体成分检测报告时，最重要的数据是体脂率，一定要在检测报告中找出来。体脂率是以百分数表示的，意思是身体脂肪重量占身体总重量的百分比。

身体所含的脂肪对骨龄发育速度有很大的影响，想让孩子骨龄发育速度减慢，体脂率最好保持在 15% 以下。

在身高管理过程中，体成分最好每六个月检测一次。粗壮体型的孩子、体脂率超过 20% 的孩子、体重增长过快的孩子，最好每三个月检测一次体成分。体脂率超过 15% 的孩子，如果不干预的话，骨龄增长速度超过年龄增长速度的风险较高。

体重增长时，增加的体重包含了脂肪组织和骨骼、肌肉、内脏等非脂肪组织，其中对骨龄发育速度有促进作用的主要是脂肪组织。一旦脂肪组织过度增加，就容易促使骨龄加速发育。

有些家长看到孩子体重增长过多，会敦促孩子减重。但是，体重可以减轻，而已经增长的骨龄是不可能减小的，骨龄发育是不可逆的。

要想延缓骨龄发育速度，一定要随时控制体重的增长速度。一旦发现体重增长加速，最好做体成分检测，了解一下体脂率的变化情况。

CHAPTER 3

第三章

原来你真的可以多长几厘米

蒋老师讲：为什么说身高管理越早越好

影响身高的两个关键指标

影响孩子成年身高的两个关键指标是身高和骨龄。

一个孩子最终能长多高，就像开车能跑多远的路程一样。开车能跑的路程，第一要看车速，第二要看油耗。假设一辆车加满一箱油启程，一箱油一共 60 升。这辆车每小时能开 60 公里，每开 100 公里消耗汽油 10 升。中途没有加油站。那么这辆车能够跑的路程就是 600 公里。

孩子长高的过程中，每年的身高增长值相当于车速，每年的骨龄增长值相当于油耗。男孩骨龄 16 岁和女孩骨龄 14 岁，身高生长基本停止，这也就相当于正常情况下，到那个时间"汽油"用完了。

看到这里，相信各位家长已经明白了，影响身高的关键指标有两个，一个是身高，一个是骨龄。**男孩骨龄 16 岁时和女孩骨龄 14 岁时的身高，大概是孩子的最终成年身高了。**身高管理最重要的其实就是管理身高和骨龄这两个关键指标。简单来说，想让孩子长高一点，就需要把身高生长速度调快一点，把骨龄发育速度调慢一点。

因此，家长需要给孩子定期测量身高和定期带孩子拍手骨片评价骨龄。有了具体的身高和骨龄增长值数据，才能知道孩子的身高生长速度和骨龄发育速度，才能明白身高和骨龄的生长速度是否合适，才能根据这样的速度推测孩子将来能长多高，才能知道这样的速度是否需要干预。

男童骨龄身高曲线图

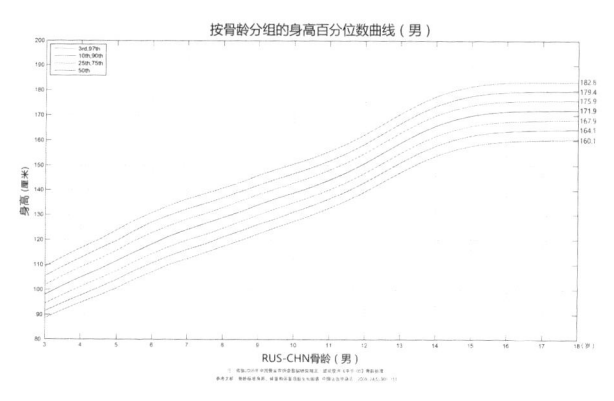

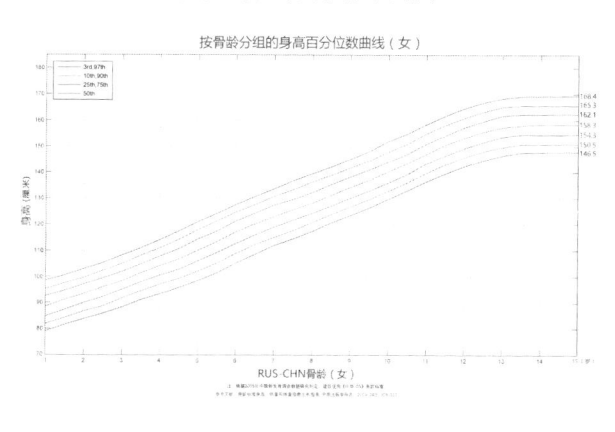

女童骨龄身高曲线图

上面这两个曲线图是男童和女童按骨龄分组的身高曲线图，按身高水平，一共分为7个档位，也就是7条曲线。家长可以先看曲线图右上角的成年身高水平，选一个数值作为期望身高目标。然后根据孩子的身高和骨龄，看看孩子现在的骨龄身高在哪条曲线上。今后每年或者每半年监测骨龄，评价骨龄身高水平是否在朝着期望身高进步。

例如，希望男孩将来长到180厘米，根据前面曲线图右上角的数据，目标是第90百分位数的那条曲线。如果孩子骨龄5岁、身高112厘米，家长在图上找到5岁骨龄和112厘米身高的交叉点，发现是在第50百分位数的水平，也就是中间那条曲线，和目标值有2条曲线的差距。未来想要实现期望身高，就需要使孩子的骨龄身高水平不断进步到第90百分位数才行。

如果孩子的身高生长速度或者骨龄发育速度不合适，就需要采取合适的干预方法。干预方法是否有效，还是需要看身高和骨龄的增长值才能知道。

身高可以长快一点

身高生长是遵从一定规律的。本书前面已经介绍过，孩子从出生起，每年的身高增长值都有正常范围的，第一年是25~27厘米、第二年是11~13厘米、第三年是7~9厘米，3岁到青春期前是每年5~7厘米，青春期是一年7~9厘米。

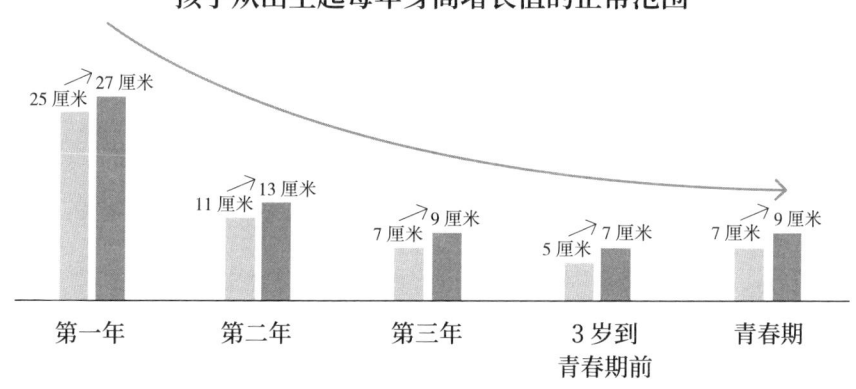

孩子从出生起每年身高增长值的正常范围

第一年	第二年	第三年	3岁到青春期前	青春期
25厘米→27厘米	11厘米→13厘米	7厘米→9厘米	5厘米→7厘米	7厘米→9厘米

家长们从这些数据中一定发现了，孩子每年正常身高增长值有2厘米的范围，这就给身高长快一点提供了可能性，这2厘米其实就是家长可以促进孩子长高的空间。如果一个孩子身高的增长值已经达到了正常范围的最高值，那就无法再提升了。如果一个孩子身高的增长值没有达到正常范围的最低值，就要考虑有某种相关疾病的可能性，需要尽快去专业医院明确诊断和治疗疾病。

身高生长速度受遗传和环境因素的影响。我们知道遗传是无法改变的，但是我们需要更多了解遗传是怎样影响身高的。通过父母身高可以计算出孩子的平均遗传身高，根据我国的身高标准，18岁的成年人平均身高为男生172厘米、女生160厘米。如果孩子的平均遗传身高低于我们国家成年身高标准的平均水平，一般情况下，孩子每年的身高增长值也可能低于平均增长值。

但是家长们要明确一点，无论遗传身高怎样，除非有疾病，否则，孩子每年的身高增长值一般都应该达到正常范围。有些家长觉得自己身高较矮，孩子长得慢、身高矮也是情理之中的，即使孩子身高增长值低于正常范围，也没有警觉。殊不知这样一来，很可能会错过孩子本来可以通过干预长高的机会。

下面我们来了解一下可以通过改善环境来提升孩子身高生长速度的方法。

影响身高生长速度的环境因素包括营养、睡眠、运动、情绪四个方面。

营养包括饮食和补充营养素两个方面，促进身高生长的营养素包括蛋白质、维生素和矿物质三大类。合理饮食加上适宜的营养素补充，可以让孩子获得促进身高生长速度所需的足够营养，为提高身高生长速度助力。

3岁以下的孩子，营养摄入对身高的影响更为明显。正常状态下，从出生到3岁，孩子身高增长值可以达到43~49厘米，如果促进身高生长的营养状况良好，3年的时间身高增长值甚至可以超过50厘米，为今后的理想身高打下良好基础。

3岁以后，孩子的身高生长进入平台期，每年身高增长的正常范围为5~7厘米。除了保障身高生长所需的营养外，加上足够和优质的睡眠、适宜的运动、愉悦的情绪，都可以提升孩子的身高生长速度。

如果把这四个方面的环境因素都做好，孩子每年身高增长值达到正常范围的可能性极大，达到6厘米平均增长值也很有可能。

如果这些环境因素不良，很可能会阻碍孩子的身高生长，那么孩子的身高增长值可能会低于正常范围最低值，或者仅仅在最低值。

由此可见，合理营养、充足睡眠、适宜运动、良好情绪、预防疾病，是有可能促使孩子的身高在正常范围内多长1厘米的。哪怕每年多长0.5厘米，积少成多也是可观的身高增长值。

假设孩子从出生起开始身高管理，每年多长0.5~1厘米，到10岁就可能多长5~10厘米。只是从让身高长快一点这一个方面来分析，就可以赢得不少的身高。

骨龄可以长慢一点

骨龄的发育速度和年龄不直接相关,个体差异非常大。有的孩子一年只长不到 0.5 岁的骨龄,有的孩子一年会长 2 岁以上的骨龄。骨龄发育速度的巨大差异,为我们延缓孩子的骨龄发育速度和赢得身高提供了广阔的空间。

骨龄发育速度一般以年为参考范围。譬如,一年时间骨龄增长了几岁。骨龄发育速度没有绝对的正常值,平均速度是一年增长 1 岁。因为一年时间,孩子只能长一年的身高,如果骨龄增长过快,就会降低身高的增长效能,相当于给身高增长值打折扣了。因此,骨龄最好一年时间增长值小于 1 岁。要想知道骨龄的准确增长值,就需要对骨龄进行精准评价。

有些家长拿着孩子的骨龄评价报告来问医生:"孩子的骨龄会不会越来越小?"

越来越小的骨龄评价结果肯定是不准确的,因为孩子的骨龄只会越来越大。最多是一段时间停止增长,不可能越来越小的。

影响骨龄发育速度的因素有遗传和环境两个方面,遗传对骨龄的影响非常小,通常表现为妈妈的初潮年龄和女儿的初潮年龄有一点关系。

影响骨龄发育速度主要有两个激素:一个是生长激素,一个是雌激素。生长激素一般只会少、不会过多，当孩子生长激素不足或者缺乏时，骨龄发育速度会缓慢，骨龄会比年龄小1岁以上，这就是生长激素影响骨龄的体现。

青春期前的孩子，正常情况下身体中雌激素的浓度比较低。低水平的雌激素会协同生长激素一起，促进身高生长，也促使骨龄正常增长。

孩子进入青春期后，性中枢启动，发出指令让性器官产生更多的雌激素，雌激素浓度高会加速骨龄发育速度。由此可见，雌激素是影响骨龄最重要的激素。

身体里还有一个产生雌激素的途径，也叫外周途径。身体的脂肪组织中普遍存在芳香化酶，这种酶会让身体的雌激素增多。因此，体重增加过多对骨龄的影响很大，因为过多增加的体重中一般都有较多的脂肪组织。

家长明白了这些道理，就知道孩子控制体重可以延缓骨龄。一般情况下，3岁以上的孩子，一年体重正常增长值为1~2千克。如果身高每增长1厘米，体重增长控制在0.3千克以下，可以延缓骨龄增长的速度一年不超过1岁。

另外还有一些调控饮食的方法也可以延缓骨龄，比如，适当少吃大豆类食物，不吃补品，少吃甜食和油炸食品，少喝甜饮料，不频繁吃鱼、虾和鸡、鸭，避免用塑料制品加热食物等，这些饮食调控方法可以降低孩子骨龄加速发育的风险。临近青春期的孩子，要尽量少看爱情相关内容的电视、书籍，少玩这类的游戏，这也是避免性发育提前的一种方法。

身高管理越早越好

经常有家长问："身高管理应该从什么时候开始？"也有很多家长问："孩子从现在开始管理身高还来得及吗？"

家长们一定要明白，从进行身高管理的时候开始，就要针对期望身高对孩子制定每年的生长发育目标，也就是身高、体重、骨龄的增长值目标。越早进行身高管理，越不容易损失身高和骨龄，管理的难度小，管理的效果好，管理的成本也低。

如果从孩子出生起就开始管理身高，3岁以内的生长目标是每月身高增长值达到平均值、每月体重增长值低于平均值。如果哪个月的身高增长值没有达到平均值，下个月就可以马上采取调整饮食、补充营养素、改善睡眠、增加运动等方法促进身高生长速度。如果因为疾病导致孩子身高增长缓慢，也可以马上发现问题，及时诊治疾病，减少身高的损失。

如果发现哪个月孩子的体重增长值超过了平均速度，就更容易管理了，下个月适当减少水果、主食或其他碳水化合物的喂养量就可以了。最简单的控制体重增长值的方法，就是当孩子不想吃的时候，不要过度喂养，也就是不要让孩子的胃口太好。

这样到孩子3岁的时候，身高长到94~97厘米所对应的第25~50百分位数的水平应该不难达到，体重控制在13千克的中下水平也是可以做到的。让孩子保持苗条的体型，骨龄或许只有2.5岁，这样就给孩子增加了0.5岁的骨龄储备。

假如从出生就开始进行身高管理的是个男孩，家长的期望身高是180厘米，这个孩子现在3岁，身高95厘米，骨龄2.5岁。我们可以计算一下青春期前这个孩子每年需要达到的身高和骨龄增长值目标。

男孩一般骨龄11.5岁时进入青春期，剩余的平均身高生长潜能23厘米。我们根据这样的身高生长潜能来计算。180-23-95=62（厘米），是这个男孩到骨龄11.5岁时需要增长的身高。11.5-2.5=9（岁），是这个男孩到骨龄11.5岁时还剩下的骨龄。接下来我们可以计算一下这个男孩平均每岁骨龄需要增长的身高值，62÷9≈7（厘米）。这7厘米，不是一年需要增长的身高值，而是增加1岁骨龄需要增长的身高值。

3岁以上的孩子，一年身高正常增长值是5~7厘米。如果这个男孩一年身高增长5厘米、一年骨龄增长0.7岁，5÷0.7≈7.1（厘米），就可以达到平均每岁骨龄长7厘米的目标了。一个苗条体型的孩子，想要控制一年时间骨龄只增长0.7岁，其实方法很简单，家长只要帮孩子控制每月体重最多增长0.1千克、一年体重增长在1.2千克以内，基本就可以实现控制骨龄发育速度的目标。

如何控制体重增长呢？那就要适当控制甜饮料、水果、甜食、主食等含糖食物的进食量了。很多家长看到孩子体型苗条，总是担心孩子太瘦了、认为孩子体重增长太少了，就会鼓励和督促孩子多吃些。这样一来，很容易把孩子的体重促上去，把骨龄也促上去了。

孩子的身高生长情况，家长的适当引导有着决定性的影响。孩子越早开启身高管理，越早了解养育过程和身高、骨龄的关系，越不容易走弯路。即使有些方法不恰当，孩子也有更多的机会改正。

我们再来假设一个10岁才开始做身高管理的男孩，期望身高是180厘米。现在10岁，身高144厘米，处于第75百分位数的中上水平。这个孩子食欲好，食量大，体型粗壮，骨龄11岁。

我们来计算一下这个孩子未来每年的身高和骨龄增长目标。男孩一般骨龄14岁时，平均身高生长潜能还剩下5厘米。180-5-144=31（厘米），是这个孩子到骨龄14岁时需要增长的身高值。14-11=3（岁），是这个孩子到骨龄14岁时还剩下的骨龄。31÷3≈10.3（厘米），是这个孩子到骨龄14岁之前，平均每岁骨龄需要增长的身高目标值。

这样的目标其实是很难实现的，因为一年增长10.3厘米的身高很难。这个体型粗壮的孩子，已经养成了一些容易增长体重的饮食行为和生活习惯，改变起来不容易，体重控制也不容易。体重增长和骨龄增长是基本同步的，骨龄已经早长的孩子，延缓骨龄也是不容易的。

由此可见，身高管理是一项长期、系统的工程，家长学习身高管理的知识、养成给孩子定期监测身高和体重的习惯、建立促进长高的喂养模式都需要时间。越早养成促进长高的饮食行为和生活方式，身高管理的过程就越轻松、难度就越小，孩子实现期望身高的可能性就越大。

案例 20　输在起跑线的孩子，也能逆袭长高

小松是个男孩，遗传身高只有170厘米，但他的家长对孩子的期望身高为180厘米。小松出生时身长48厘米，比平均身高低2厘米。

从小松出生起，妈妈就开始管理小松的身高。每月一次的身高、体重测量，都是妈妈自己做。纯母乳喂养满5个月后，妈妈开始给小松添加辅食。除了吃奶，妈妈每天都给小松吃肉和蛋，还每天补充维生素AD和钙。一旦发现小松的体重增长太多了，妈妈就减少给小松喂水果和米粉的量。

妈妈非常注重培养小松的睡眠习惯，6个月以后就没有在夜里给小松喂奶了。在小松7个月会爬以后，妈妈就经常看着孩子到处探索爬动。小松动得多、吃得好、睡得也香。

小松上幼儿园后，每年身高增长值是5~6厘米，体重增长值是

1千克左右。妈妈每年带小松去拍一次手骨片,每次都在同一家医院精准评价骨龄。小松的身高一直是同龄孩子的中等水平,体重一直偏低,骨龄一直比年龄小。

小松13岁的时候进入青春期,身高155厘米,体重40千克。妈妈给小松增加了维生素AD和钙剂的补充量,还补充了γ-氨基丁酸。这时,小松每天的运动量也增加了,虽然学习任务很重,但小松依然尽量抓紧在学校的时间完成作业,保持晚上10点睡觉的习惯。小松高中毕业的时候,身高180厘米,体重63千克,实现了期望身高。

蒋老师的叮嘱

定期监测骨龄、控制体重延缓骨龄,哪怕出生时身高较矮、每年身高生长速度慢,也能通过延长孩子生长的时间,以提高最终身高水平。

案例21　长体重,长骨龄,难以实现期望身高

小河是个男孩,爸爸妈妈个子都挺高,家长觉得小河将来肯定能长大个儿。

小河从小主要由爷爷陪伴,爷爷是个烹调高手,每天变着花样给小河做美食。小河的胃口也特别好,吃什么都很香。爷爷认为,孩子吃得多才能长得高,爸爸妈妈也认同这个观点。

小河长到 8 岁了，身高 134 厘米，在班里属于个子偏高的孩子。小河体重 35 千克，在班里属于偏胖的孩子。全家人都认为，孩子又高又壮是健康的表现。即使医生反复提醒：小河的骨龄已经接近 9 岁，明显是早长的状态，会减少身高生长潜能，家长依然没有当回事。爸爸妈妈都觉得，从小河的遗传身高和孩子当前的身高状态来看，将来长到 180 厘米没有什么问题。

小河上中学后，功课负担明显加重，运动时间也被挤占。小河的胃口一如既往的好，体重也长得不错，身高增长的速度却不像以前那样快了。

眼看孩子脸上的青春痘越来越多，喉结也慢慢凸显了，妈妈心里忐忑，带着小河去儿童身高门诊拍了手骨片。医生仔细看过片子，小米不到 13 岁的年龄，骨龄已经超过 14 岁了，平均身高生长潜能不到 5 厘米，而小河当时的身高是 165 厘米。按照平均身高潜能，小河将来的身高可能不到 170 厘米，离 180 厘米的期望身高差距很大，实现期望身高的可能性极小。

蒋老师的叮嘱

从小河的案例我们可以看出，开始身高管理的时间太晚的话，孩子的骨龄已经较大，身高生长潜能较小，可以调控的空间也非常少，干预效果通常不佳。而且，孩子长期养成的不利于长高的饮食和生活习惯难以短期内改变，这也会阻碍身高管理方案的实施和实现管理效果。所以，从各方面的情况分析，我们越早帮助孩子进行身高管理，实现期望身高的可能性越大。

有疾病的孩子也能长高吗？

很多家长认为，孩子经常生病，或者有慢性病，一定会影响孩子长高。对于有病的孩子是否能长得高这个问题，我们可以仔细分析一下其中的逻辑关系。

长高的影响因素分为两大方面，一是身高生长速度，二是骨龄发育速度。凡是导致身高生长速度缓慢和骨龄发育速度加快的因素，理论上都可能会影响长高。至于影响到什么程度，取决于孩子身高生长速度缓慢的程度和骨龄发育速度加快的程度，以及二者之间的平衡关系。

导致身高生长速度缓慢的主要后天因素包括营养、运动、睡眠、情绪、疾病等，影响身高生长的疾病主要包括生长激素缺乏或者甲状腺激素缺乏这一类的内分泌疾病和遗传代谢性疾病，也包括影响营养物质摄入、消化、吸收的营养缺乏性疾病，过敏性疾病和消化系统疾病。影响睡眠的皮肤过敏、鼻炎、腺样体肥大等疾病，也会影响身高生长。下肢受外伤或其他疾病影响而无法运动，也会使身高生长变缓。

引起骨龄加速发育的疾病主要是导致身体雌激素增多的疾病，如中枢性的性早熟和外周性的性早熟。肥胖也会加速骨龄发育。

孩子患了影响生长发育的疾病，一定要尽早积极地进行诊断和治疗。

如何知道孩子患了疾病是否会影响他长高呢？很简单，家长认真监测孩子的身高、体重和骨龄就可以了。

如果孩子的身高增长值低于正常范围，很可能是某种环境因素阻碍了生长速度，那我们就要具体分析，是成长环境不良还是患有一些疾病所致。如果孩子的身高增长值达到了正常范围，就说明环境因素没有影响孩子的身高生长。

看骨龄发育速度，我们必须通过骨龄监测才能知道，而且必须用同一种标准定期准确评价骨龄，然后把两次骨龄评价结果相减，才能明确孩子的骨龄增长值。如果一年时间骨龄增长值超过1.5岁，一定要分析原因，尽早干预。

我经常听到很多家长担心孩子食物过敏、食欲不佳、偏食、挑食会影响长高，却没有准确测量孩子的身高，也不知道孩子的身高增长值，这种忽视数据管理的担心，也许是不必要的焦虑，也许反而会耽误孩子的身高。

还有的家长，看到孩子体重增长过多，甚至已经处于超重、肥胖状态，就担心孩子的骨龄会加速发育，却迟迟不带孩子去拍手骨片，评价一下骨龄，这样可能会因为不清楚孩子的骨龄，不科学地干预而耽误身高。

有句话说得好，心动不如行动。有疾病的孩子会不会因为疾病影响他长高，定期做好生长发育监测就知道了。家长通过下面的案例就会发现，即使孩子有疾病，只要及时诊治疾病，营造良好的成长环境，就不会给孩子长高带来太大的影响。

案例 22　吃不了牛奶鸡蛋，也能长高

小橘是个女孩，从小对牛奶和鸡蛋过敏，胃口差，食量小。

医生指导小橘妈妈，从小橘 7 个月起，不吃牛奶和鸡蛋，每天适当增加不过敏的肉类食物的进食量。另外增加维生素 AD 和钙、锌剂的补充量。让小橘多睡觉、多运动。

通过这样的科学养育方法，到小橘 3 岁时，她身高长到 92 厘米，处于第 10~25 百分位数的水平，属于中等偏下。体重为 12 千克，处于第 3 百分位线水平，属于刚刚达标。拍手骨片得到她的骨龄是 2 岁。

此后，小橘一直无法接受牛奶和鸡蛋，每天吃各种肉大约 0.1 千克。继续补充维生素和矿物质营养素。小橘从婴幼儿时期就形成的良好睡眠习惯，一直保持着，妈妈也尽力带着不爱动的小橘适当增加运动。

由于食欲不太好、食量小，小橘每年体重增长 1 千克左右，身高每年增长 5 厘米左右。瘦瘦小小的小橘，骨龄每年增长 0.4~0.7 岁。到小橘 12 岁时，骨龄 9.8 岁，身高 137 厘米，体重 25 千克。这时候，小橘对鸡蛋、牛奶过敏的情况有所好转，妈妈在医生的指导下，给进入青春期的小橘增加了营养素的补充量。

小橘进入青春期后，身高生长速度有所提升，体重依然增长缓慢。

小橘高中毕业前，身高停止生长了，身高达到163厘米，实现了家长对孩子160厘米的期望身高。

小橘的案例说明，管理身高生长速度有很多途径，当某一个途径走不通的时候，家长不必硬要使用某种方法，可以换一种方式继续管理身高。比如，小橘对鸡蛋和牛奶过敏，就不一定非要从解决食物过敏的问题入手，过敏问题是很难解决的。

辅助孩子长高的食物，除了牛奶和鸡蛋还有肉类，可以让孩子适当多吃一些肉类来解决蛋白质食物进食不足的问题。另外，还可以通过补充营养素、保障睡眠、增加运动等途径来提高身高生长速度。

> **蒋老师的叮嘱**
>
> 家长要记得，对于患病导致身高生长速度缓慢的孩子，除了采用变通的方法提高身高生长速度以外，延缓骨龄也是赢得身高的重要方法。当孩子体重增长变缓的时候，家长一定不能盲目促进孩子的体重增长。孩子体重长得慢，骨龄也会长得慢，身高生长潜能会增加，孩子整个生长期会延长。孩子更容易达到理想身高。

案例23　及时治疗疾病，帮助孩子长高

小彦是个早产的男孩，出生时身长45厘米，体重2.4千克。小彦体质较弱，经常腹泻、感冒。小彦长到3岁时，身高没有达到正

常范围的最低值，属于矮小症。体重也不达标，属于营养不良的低体重。骨龄不到2岁。

在医生的指导下，小彦的家长找中医医生给孩子调理脾胃、推拿捏脊、安神助眠。同时，每天尽量保证帮助他长高的奶、蛋、肉类等食物的充足摄入，同时补足营养素，尽量带他多在小区玩、多运动。虽然小彦依然经常生病，但在这些提升身高生长速度的干预措施下，小彦每年的身高增长值能达到4~5厘米。

由于体重增长缓慢，小彦每年的骨龄增长只有0.5岁左右。进入青春期以后，小彦的体质逐渐强壮，食量增加了运动能力也提升了，身高增长情况呈现良好的状态，每年身高增长值达到7~8厘米，持续了3年。因为骨龄晚长，生长期长，小彦的身高长到19岁才停止，最终的身高达到了175厘米，实现了期望身高。

蒋老师的叮嘱

从这个孩子长高的过程可以看出，当孩子有疾病症状时，需要及时就医解决问题。也就是说，有病需要及时进行专业诊治，以免孩子身高生长因疾病受阻。另外，即使是患病的孩子，也要避免体重加速增长。体重缓慢增长，才能延缓骨龄，以保证孩子在身高生长速度较低的情况下，也能获得较高的骨龄身高生长速度，为最终实现期望身高助力。

第四章

会吃才能长得高

蒋老师讲：怎么吃才能长得高

吃什么才能长高

营养是助力身高生长的重要因素，年龄越小，营养对身高的影响就越明显。3岁以下婴幼儿的身高生长，主要靠营养来帮忙。助力身高生长的营养素，主要包括蛋白质、维生素和矿物质三大类，其中维生素和矿物质，主要是维生素A、维生素D、维生素K2、钙和锌。中国有句古话，民以食为天，营养的来源也是食为先。富含蛋白质、维生素A、钙和锌的食物，主要是奶、蛋、肉三类食物。

从膳食均衡的角度出发，孩子每天的食物应该主要包括蛋白质类、碳水化合物类、维生素类食物，每类食物对身体和健康的作用有所不同。

碳水化合物类食物包括各种谷类和薯类食物，这些食物的主要作用是为身体进行脑力和体力工作提供能量，家长要注意这些食物也是调控体重增长的主要食物。

维生素类食物主要包括各种蔬菜，这类食物的主要作用是维护肠道健康，保障正常的排便，肠道健康也是身体拥有正常免疫力的基础。

由此可见，食物从营养方面可以简单分为有利于长高的食物和容易导致长胖的食物。要想孩子长得高，需要保障长高的蛋白质类食物的摄入才行。

下面就给家长们介绍一下可以助力长高的食物品种和进食量。

奶是优质蛋白食物，含有丰富的蛋白质和钙，而且很容易被身体吸收，1岁以上的孩子，每天要喝500毫升奶。从营养丰富的角度来说，配方奶优于普通牛奶。家长给孩子选择奶的时候，可以看配料表，选择生牛乳为首要成分的奶为好。如果选择成长型奶粉，需要关注一下配料表中蛋白质和钙的含量是否较高，是否添加了促进身高生长的营养素，比如维生素A、维生素D、赖氨酸、初乳碱性蛋白、γ-氨基丁酸等，以便明确成长奶粉是否名副其实。为孩子选择的奶，最好配料中不含蔗糖、香精、麦芽糊精等对孩子健康没有益处的食品成分。

有些家长觉得既然奶可以帮助孩子长高，就让孩子多喝些奶，甚至把奶当水喝，这样是不合适的。虽然奶具有很好的促进身高生长的作用，但是奶中也有少量的雌激素，如果喝的量过多，对有些孩子会产生加速骨龄发育的作用，那样就得不偿失了。

蛋也是优质蛋白类食物，1岁以上的孩子每天要吃一个鸡蛋，给孩子选择鹌鹑蛋、鸭蛋也是可以的。蛋的营养其实主要在蛋黄里面，有些孩子不吃蛋黄只吃蛋白，那这个蛋基本上是白吃了。不管什么类型的蛋，营养成分是差不多的，家长只要考虑给孩子选择新鲜的蛋就可以了。卤蛋、松花蛋、咸鸭蛋等加工过的蛋类一般含盐和调味料较多，最好不要给孩子吃这类蛋。

孩子每天都需要吃肉来补充营养，1岁以上的孩子每天要吃0.05千克肉。肉类的选择面很广，有牛、羊、猪等畜肉类，有鸡、鸭等禽肉类，有鱼、虾等水产类，只要是新鲜的肉类都是可以为孩子选择的，也可以替换食用。火腿肠、肉干、卤肉之类的加工肉制品不建议给孩子吃。

在孩子胃容量有限的前提下，就要根据目的来优化孩子的饮食了。想让孩子长得高，就要先保障助力身高生长的蛋白质类食物摄入充足。如果只是让孩子多吃饭，却期盼孩子长得高，恐怕就会失望了。

案例 24　胃口差的孩子，经过身高管理，也可以长高

小栗是个 3 岁的男孩，胃口比较差，食量小。小栗的身高是 95 厘米，处于第 25 百分位数的水平，对应的成年身高只有 168 厘米，而妈妈希望儿子将来的身高长到 180 厘米。小栗的体重是 13 千克，处于第 10 百分位数的水平，苗条身材。妈妈面对经常说小栗太瘦小的家人和朋友，非常焦虑，也自责没有把孩子养好。

后来，妈妈带小栗去看身高管理门诊。

医生给小栗的身高管理定下两个目标。

一是横向目标，就是骨龄身高水平达到第 90 百分位数。这是远期目标。小栗现在的骨龄是 2.5 岁，按骨龄的身高是第 50 百分位数的水平，距离第 90 百分位数的目标还差 2 个档位，在管理得当的情况下，估计也需要几年才能达到和 180 厘米身高匹配的第 90 百分位数的目标。

二是纵向目标，分别是身高、体重和骨龄的增长值。这是近期目标，就是每个月身高和体重的增长值，以及每年骨龄的增长值。这个目标相对比较容易达到，也是身高管理阶段性效果评价的重要指标。每个阶段都达到了生长发育目标，未来实现期望身高的可能性就很大。

医生定下小栗的生长发育具体目标是：每年骨龄增长值不超过 0.7 岁，平均每岁骨龄增长的身高超过 7 厘米，每年身高增长值不低于 5 厘米，每半年体重增长值不超过 1 千克。

在这样的目标指引下，妈妈每天只需要让小栗吃上 0.05 千克肉、一个鸡蛋，喝上 500 毫升儿童配方奶，再补充钙剂、维生素 AD 和维生素 K2。其他的食物，妈妈就不勉强小栗吃了。小栗每次只能喝 100 毫升左右的奶，周末两天妈妈早上用 250 毫升的瓶子泡一瓶奶，给小栗当水喝。下午又给小栗泡 250 毫升奶，晚上 7 点半之前喝完。这样小栗周末两天每天能喝 500 毫升奶。周一到周五，小栗要上幼儿园，早上喝 100 毫升奶。下午妈妈泡上一瓶奶去接孩子，喝到晚上 7 点半，能喝多少算多少。

尽管小栗的胃口还是不太好，体型还是那么瘦，但是每年的身高都能长 5 厘米左右，每年骨龄增长 0.5 岁左右。

> **蒋老师的叮嘱**
>
> 经过几年的身高管理，小栗的骨龄身高已经接近第 75 百分位数的水平，对应的成年身高为 176 厘米。家长对管理孩子的身高也越来越有经验，尽管孩子吃得不多，但是吃得对，实现理想身高同样非常有希望。

案例25　吃得多，不一定能长得高

小岚是个 4 岁的女孩，身高 108 厘米，体重 22 千克，身高和体重都是幼儿园同班小朋友中最高的。

妈妈认为小岚将来一定能长到 168 厘米的期望身高。小岚的奶奶认为多吃才能长得高，每顿饭都鼓励小岚多吃。小岚胃口很好，从不挑食，给什么吃什么，给多少吃多少。在幼儿园同班小朋友中，食量是最大的。

小岚很喜欢吃米饭、包子、饺子，也喜欢吃肉，还喜欢吃甜食、喝酸奶。10 岁时，小岚和同学相比，不仅个子明显高，少女的特征也非常明显。半年后，小岚有初潮了。妈妈当年初潮后身高几乎就没长，看到女儿的情况，非常着急，赶紧带着小岚去医院。拍了手骨片一看，骨龄已经 12 岁，只剩下 5 厘米的身高生长潜能了，而小岚当时的身高只有153厘米。妈妈此时才反思，孩子能吃不一定能长得高啊。

> **蒋老师的叮嘱**
>
> 很多孩子的身高是被体重和骨龄耽误的。当孩子身高水平高、身高生长速度快的时候，一定要监测骨龄，控制骨龄发育速度，才不会影响孩子最终的身高。

怎么吃才能长得高

了解了孩子吃什么才能长得高之后，接下来家长要做的事情，就是怎样让孩子能吃进去这些可以助力长高的食物。光有理论知识，落实不到行动，还是无法帮助孩子实现长高的梦想。助力长高的食物，孩子每天都需要吃。如果家长不想办法，这些食物也不一定能进到孩子的嘴里。

喝奶的方法与讲究

奶是液体的，相比其他固体食物比较容易吸收。但是，很多孩子不爱喝奶，让家长很伤脑筋。我来教家长几个容易操作的方法。

- 选择孩子比较爱喝的奶。只要配料表中生牛乳是第一位配料的奶都可以选择，纯牛奶、配方奶都可以。孩子喜欢喝哪一款，家长就为他选择哪一款。

• 温度调节。有些孩子喜欢喝凉奶，有些孩子喜欢喝热奶，孩子喜欢喝哪样温度的奶，就按孩子的偏好来选择。

• 喝奶的量和频次。一天喝500毫升奶比较好，不要多喝。每次喝奶的量可以根据孩子的接受情况而定，可以分很多次，只要孩子口渴就喝几口奶，每次喝50~250毫升都是可以的。

• 奶的口味。有的孩子不喜欢纯牛奶的口味，这种情况下家长可以暂时在奶里面加一点孩子喜欢的口味，比如巧克力味、草莓味、甜橙味等。添加的调配口味的粉剂的量，以孩子能喝奶为度。然后每隔几天或者一周，逐渐把调味剂的量减少。减少的程度，还是以孩子能接受喝奶为标准。经过几个月的时间，一般就可以让孩子过渡到接受纯牛奶的状态。

• 喝奶的时间。从早餐到晚上7点半的这段时间里，都是可以让孩子喝奶的时间，餐间、餐前、餐后都可以。有些家长对孩子喝奶有误区，认为早晨空腹、吃饭时、饭前和饭后等时间都不能喝奶，否则会让孩子胃不舒服或者影响他吃饭，其实这都是误解。

• 喝奶后不适应的解决方法。如果孩子每次喝奶后都出现皮疹、腹泻、鼻塞等过敏症状，那很可能是牛奶过敏，就暂时不要给孩子喝奶了，观察一段时间再说。如果孩子实在不能接受喝奶，家长也不要勉强，可以通过多吃点肉、多吃点蛋来补充长高的营养。

吃蛋的方法与讲究

不少家长有个误区，认为鸡蛋只有煮着吃才最有营养。很多孩子不喜欢吃煮鸡蛋，尤其不喜欢吃蛋黄。可是鸡蛋的主要营养都在蛋黄里面，不吃蛋黄，从鸡蛋中摄入的营养就太少了。

其实，家长在给孩子做鸡蛋的时候，不要让孩子能分出蛋黄和蛋白就可以了。蒸蛋羹、炒鸡蛋、蛋花汤，这些做法都是不错的选择。西红柿炒鸡蛋也是很多孩子的最爱，还可以把鸡蛋和孩子喜欢吃的其他食物炒在一起，比如，韭菜炒鸡蛋、西葫芦炒鸡蛋等。煎鸡蛋也是可以选择的，只要孩子爱吃就行。有的家长觉得煎鸡蛋油太多，其实没有必要太过担心，制作时少放一点油就可以了。

建议孩子每天吃一个鸡蛋。如果孩子实在不喜欢吃鸡蛋，或者对鸡蛋过敏，多喝一点奶，或者多吃一点肉就可以了。

吃肉的方法与讲究

可以给孩子选择的肉的种类很多，有畜肉类的牛肉、羊肉、猪肉，有禽类的鸡肉、鸭肉、鸽子肉，有水产类的鱼肉、虾肉、螃蟹肉，等等。这些肉类都是优质蛋白类的食物，选哪一种都可以，只要孩子爱吃就行，每天吃 0.05 千克肉类，也不能因为爱吃就要多吃。

从促进长高、延缓骨龄、预防贫血的角度出发，建议家长每周一天给孩子吃水产类的肉，一天给孩子吃禽类的肉，剩下的时间给孩子吃畜类的肉。

烹调方式对孩子能否把肉顺利吃了有很大影响，这方面家长就要努力学习，加强实践，投其所好了。好在现在网上各种美食制作的视频资料很多，学习模仿相对比较容易。

家长们给小年龄段孩子做肉食要掌握以下原则：少放盐、少用油炸的方式、少放调味料、尽量切碎、容易咀嚼、颜色和形状好看。

给孩子做肉食，不需要每天翻新做花样，选几个孩子爱吃的口味和烹饪方式，经常给孩子做就好了。0.05千克肉是生重，做熟了没有多少，这些是一天的量。分几顿或者单顿吃都可以。每天吃的0.05千克肉也不用要求特别精准。身高管理不是做实验，家长不必过于担心，轻松帮助孩子长高即可。

我以前给自己的孩子做身高管理的时候，摸索了一个特别简单的做鸡蛋肉饼的方法，给各位家长参考一下。

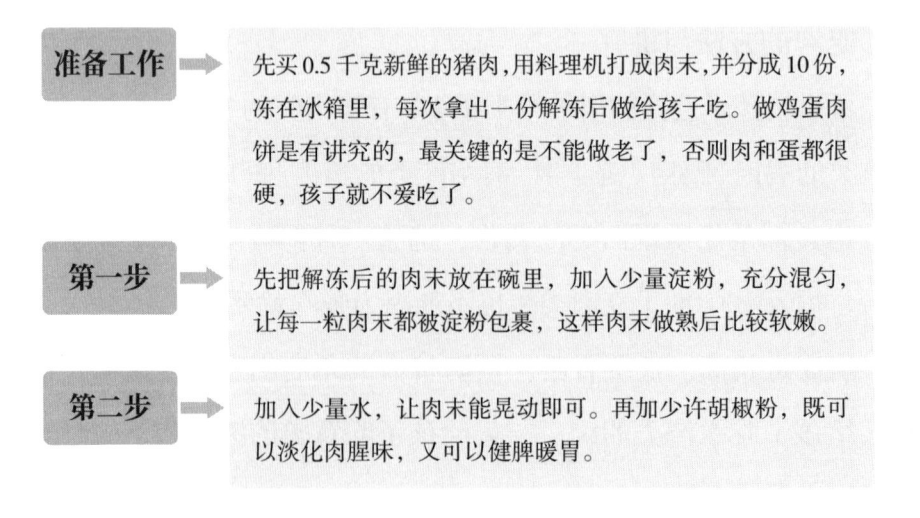

准备工作 →	先买0.5千克新鲜的猪肉，用料理机打成肉末，并分成10份，冻在冰箱里，每次拿出一份解冻后做给孩子吃。做鸡蛋肉饼是有讲究的，最关键的是不能做老了，否则肉和蛋都很硬，孩子就不爱吃了。
第一步 →	先把解冻后的肉末放在碗里，加入少量淀粉，充分混匀，让每一粒肉末都被淀粉包裹，这样肉末做熟后比较软嫩。
第二步 →	加入少量水，让肉末能晃动即可。再加少许胡椒粉，既可以淡化肉腥味，又可以健脾暖胃。

第三步	把一个鸡蛋打到碗里,搅拌均匀,备用。
第四步	把肉末放入蒸锅中开大火蒸,水开后,每隔1分钟左右,需要用筷子把肉末搅拌一下,让碗里的肉末上下受热均匀,减少肉末在蒸锅里加热的时间。
第五步	当所有的肉末都变了颜色之后,加入事先打好的鸡蛋,并把鸡蛋液和肉末充分混匀,继续蒸。
第六步	在蒸鸡蛋肉饼的过程中,放入蛋液后,每隔1~2分钟需要把鸡蛋肉饼已经凝固的表面划开,并稍微晃动蒸锅,让碗下面没有凝固的蛋液溢出。这样可以让鸡蛋肉饼受热均匀,减少蒸的时间,保持鸡蛋肉饼的软嫩。
第七步	当划开鸡蛋肉饼的表层,没有蛋液溢出,就说明蛋液全部凝固了,这时就可以关火了。
第八步	过几分钟后,把做好的鸡蛋肉饼取出,表面放几滴生抽酱油和食用油,就可以让孩子享用了。

这样一碗鸡蛋肉饼,就是孩子一天需要吃的鸡蛋和肉的量,可以一顿吃完,也可以分几次吃,一天内吃完即可。

每天吃上这样一碗鸡蛋肉饼,再喝500毫升奶,孩子一天需要的助力长高的食物就足够了。让孩子再吃一点主食和蔬菜平衡一天的膳食就可以了。如此制作孩子的合理饮食,是不是很简单呢?

案例26　帮助胃口小的孩子合理饮食

小美是个 5 岁的女孩，胃口很小。每天喝奶的总量不超过 200 毫升，每次最多能喝 100 毫升。吃饭比喝奶还困难。

针对小美的饮食情况，身高管理门诊的医生给小美提出长高的饮食方案是，首先保证每天喝 500 毫升的奶。小美胃口小，每次喝奶的量很少，妈妈每次给小美喝奶 50 毫升左右，只要孩子需要喝水，就先喝奶。平时去幼儿园之前，妈妈让小美喝上 50~80 毫升的奶。下午去幼儿园接小美，奶奶带上 200 毫升的奶。从幼儿园出来到回家的 1~2 个小时玩耍时间里，小美可以分次喝完这 200 毫升奶。

休息在家的时间，小美可以每天喝 600 毫升的奶，还可以分次勉强吃完一个鸡蛋和 0.05 千克肉。每天吃完这些食物后，其他食物就吃得很少了。

小美的妈妈对助力孩子长高的食物十分看重，在家时妈妈总是想方设法、变化着花样给小美做肉和蛋，比如糖醋里脊、虾仁滑蛋、西红柿蛋羹、菜肉馄饨、清蒸鱼，等等。虽然小美食量小，但是一周平均下来，每天 0.05 千克肉、一个蛋、500 毫升的奶，基本都能吃得达标。

蒋老师的叮嘱

妈妈用心且善于变通，让孩子一年的身高增长值达到 5 厘米左右，一年的体重增长值为 1 千克左右，一年的骨龄增长值 0.5 岁左右，这样每年都能达到期望身高需要满足的骨龄身高生长速度。

案例 27　做好健康评估，避免不必要的焦虑

7 岁的小东是个偏食、挑食的孩子，他不爱吃白菜、菠菜、芹菜等绿叶蔬菜，不喜欢吃米饭。小东喜欢吃的食物种类比较少，土豆、芋头、鸡蛋是他比较喜欢吃的食物。

小东妈妈担心这样的饮食习惯会影响他的生长发育。于是，妈妈带他找身高管理医生咨询，希望能得到一些改善孩子饮食的建议。

医生首先评估了小东的健康状况。

小东妈妈希望儿子将来的成年身高 176 厘米，是第 75 百分位数的身高水平。小东现在的身高是第 50 百分位数的平均水平，体重是第 25 百分位数的水平，身材苗条。小东的骨龄 6.5 岁，比年龄小 0.5 岁。按照 6.5 岁的骨龄，小东的身高就达到第 75 百分位数的水平了，和期望身高一致。这些分析表明，小东的身高、体重、骨龄都是正常的水平，骨龄身高水平达到了期望身高水平，这些数据说明小东的饮食方式和其他情况，没有对他的生长发育造成负面影响。

小东的体脂率是 15%。骨密度达到了第 75 百分位数的良好水平。血常规检测值中，血红蛋白浓度 130 克/升，平均红细胞体积 85 飞升，25-羟基-维生素 D 检测值 38 纳克/毫升。这些检测结果表明，小东的体成分、钙营养、铁营养、维生素 D 营养，都是非常正常的。说明小东的饮食状况，没有对他的微量营养状况造成负面影响。

小东每天排便正常、睡眠安稳、活泼好动、情绪愉悦，学习成

绩也不错，说明小东的日常生活没有因为饮食而出现不良结果。

综合分析，小东的饮食目前没有对健康造成不良影响。妈妈认为小东偏食、挑食，可能只是家长的看法。家长可以通过学习或者咨询专家，了解儿童健康的具体表现和评价方法，利用客观指标分析孩子的健康状况。如果出现不健康的指标结果，再具体分析，可能会是什么原因导致的，会不会和饮食有关，这样就知道孩子的饮食是否需要调整了。

> **蒋老师的叮嘱**
>
> 经过健康评估分析后，家长打消了顾虑，不再焦虑，开始正确看待孩子饮食的特殊状况，也感觉养育孩子变得更轻松了。

吃得多不一定长得高

很多家长认为，孩子会吃、多吃，才能长得高。也有不少家长觉得，孩子长得壮才能长得高。其实这是养育过程中的一个误区，吃得多不一定长得高，原因有两大方面。

一方面，长高的营养主要依靠蛋白质、维生素和矿物质，如果多吃的食物不是助力长高的食物，那么，吃得再多也不一定长得高。

另一方面，如果多吃的食物是使骨龄加速发育的食物，这类食物吃得多就可能减少身高生长潜能、阻碍长高了。

下面来给家长们讲讲，哪些是多吃也不一定能让孩子长得高的食物。

主食

我国传统的主食，包括米饭、馒头、面条、烙饼、米粉等，简单来说就是粮食类。民间有句俗话：人是铁，饭是钢，一顿不吃饿得慌。现在很多60岁以上的老人对于主食持一种独有的偏爱。在这样的饮食文化影响下，让孩子多吃主食的现象比比皆是。粮食属于淀粉类食物，比较容易咀嚼，不容易塞牙，易于消化，不容易过敏，还能做成各类品种丰富的样式，因此深受孩子们喜爱。

主食所含的能量比较高，蛋白质和矿物质的含量比较少，孩子吃多了，对提升身高生长速度的贡献并不大，却很容易促进体重的增长。而体重的增长速度，又和骨龄的发育速度直接呈正相关。因此，多吃主食是不利于长高的。

如此说来，孩子是不是一定要少吃主食呢？不是的。主食是给孩子提供能量的主要来源，孩子的脑力活动和体力活动都需要一定的能量，孩子当然需要吃主食。每个孩子每天需要的主食量有很大的个体差异，这和每个孩子的活动量、消化吸收能力、生长发育速度有关。

确定孩子吃多少主食才合适的最简单方法，就是称量体重。

家长们可以先明确孩子在每个年龄段体重的正常增长范围和平

均增长值，不论孩子胖瘦，孩子每个阶段的体重增长值达到平均值就足够了，最好不要超过正常范围的最大值。

例如，3岁以上的孩子，一年体重增长的正常范围是1~2千克，每月平均增长值是0.1千克。要想助力孩子长高，延缓骨龄，一年体重的增长值最好不要超过2千克，每月体重增长0.1千克就足够了。

家长们可以每月或者每周给孩子称量体重，如果发现体重长多了，就可以适当减少主食的进食量。

水果

水果是家长们特别愿意给孩子吃的食物，认为吃水果对孩子身体好，要多吃水果。

我们先来看一下吃水果对于孩子健康的利弊吧。

水果含有丰富的维生素和矿物质，尤其维生素C的含量很丰富，纤维素含量也很多，对健康无疑是有好处的。但是，水果口味比较甜，孩子很容易吃多了。它既容易把胃撑大，又容易导致孩子体重飙升。

很多家庭安排孩子吃水果都是吃饱饭之后再吃，这样就特别容易过度摄入热量，促使体重增加。

助力长高需要的营养，主要是蛋白质、维生素A、维生素D、维生素K2、钙、锌。由此可见，没有任何一种水果是可以有效助力长高的。

水果吃得多，体重长得快，骨龄就可能会加速发育，这样一来，就可能导致身高生长潜能减小，不利于实现期望身高。水果吃多了，还可能会影响孩子吃一些蛋白质丰富的、真正可以助力长高的食物，这样就得不偿失了。

孩子应该怎样吃水果呢？我们来看看。

第一是水果的选择，家长要为孩子选择应季水果、运输时间短的水果、从采摘到食用时间短的水果，这样的水果相对比较新鲜，营养成分高，变质风险小。

第二是吃水果的顺序。孩子每天最需要的食物是助力长高和促进智力发展的奶、蛋、肉，孩子的胃容量是有限的，家长需要注意的是，给孩子吃水果的量不要影响摄入长高食物的食量。先保证吃下可以帮助孩子长高的食物，再吃水果。

第三是吃水果的量。每个孩子每天需要吃多少水果，没有固定的量，家长可以根据孩子的体重和肠道健康需求而定。体重增长速度快了、体重长多了，就少吃水果，也可以选择能量和甜度比较低的水果，比如火龙果、苹果。如果孩子便秘或者大便干燥，就可以适当吃凉性的水果，比如梨、西瓜。

第四是吃水果的时间。晚饭后吃水果，最好在 7 点半之前吃完。睡前两小时不要进食，也不要喝水，这样才能让孩子更好地安稳睡眠。

补品

对于身体瘦弱、体质差的孩子，有些家长会给孩子吃一些补品，希望能提高孩子的体质健康。

补品是一个非常宽泛的词，包含的品类很多。吃补品对孩子身高的影响，主要体现在对体重和骨龄方面的影响。凡是含有雌激素或类雌激素的补品，对骨龄会有促进作用，可能会导致骨龄加速发育，不利于孩子期望身高的实现。建议家长最好不要给孩子吃补品。

高能量食物

高能量食物包括各种油炸食品、甜饮料、甜点等。这些高糖、高脂肪的食物，因为能量高、口感好，孩子喜欢吃，容易多吃。体重增加的主要原因，就是吃进去的能量大于身体消耗的能量。孩子消耗能量需要做大量的运动，如果运动量有限，吃的能量太多，多余的能量就会转变成脂肪储存在身体里，造成孩子体重过度增加，甚至发生超重或肥胖。体重增长过快，会导致骨龄加速发育，降低身高生长潜能，影响成年理想身高的实现。高能量的食物，很多人俗称其为"垃圾食品"，家长一般不会给孩子多吃，所以在这里就不多说了。

案例 28　**吃得多，长体重，促骨龄**

小洛是个 6 岁的女孩，从小由奶奶照看。小洛 3 岁之前胃口一般，吃饭主要靠奶奶喂。自从上幼儿园以来，小洛很喜欢和小朋友一起吃饭，老师给她盛的饭菜她总是很快吃完。

奶奶每天下午去幼儿园接了小洛后，一般都是先去附近的小超市给小洛买蛋糕、饼干、面包等零食，边吃边往家里走。家里人一起吃晚饭时，小洛也要跟着一起吃。

半年前，妈妈给小洛报了游泳培训班。小洛水性挺好，学得很快。只是，每次游泳之后，小洛都要吃一个汉堡包。小洛特别喜欢吃鸡肉汉堡。

最近一年，小洛的身高长了8.5厘米，体重增长了4.5千克。眼看着孩子长得又高又壮，全家人都开心快乐。小洛很快要进入小学了，妈妈带小洛去医院儿童保健科做常规体检。

医生一看测量数据，告诉妈妈，小洛这个年龄的孩子，一年身高增长值是5~7厘米，一年体重增长值是1~2千克。小洛的身高和体重增长值都大大超过正常范围的最高值，最好做个骨龄评测，了解一下孩子是否有早长的风险。

骨龄评价结果一出来，全家人惊呆了。小洛的年龄是6.5岁，骨龄已经7.8岁了。按照骨龄的身高不到第25百分位数的水平，对应的成年身高只有153厘米。

孩子胃口不好，怎样做

中国有句古话，民以食为天。我把这句话引申一下，营养补充食为先。孩子长高需要营养，主要包括蛋白质、维生素 A、维生素 D、维生素 K2、矿物质钙和锌。3 岁以下的婴幼儿，更需要合理足够的营养帮助长高。

一般来说，食欲不佳、胃口不好的孩子，会因为营养摄入不足而影响长高。很多家长把孩子没有长高归为胃口不好，其实家长们要弄清楚，除了营养，还有睡眠、运动、情绪、疾病等后天因素影响着身高生长速度。此外，胃口差的孩子一般骨龄长得比较慢，晚长也可以延长身高生长时间，帮孩子赢得身高。因此，胃口不好的孩子不一定长不高，通过科学的身高管理，完全有可能实现理想的成年身高。

下面蒋老师就给胃口不好的孩子家长支支着儿。

诊治疾病

饿了要吃、渴了要喝、困了要睡，这是人的基本生理需求。孩子没有工作和生活压力，天性纯真，更是会遵循生理需求的规律，只是每个孩子需要的食物量和睡眠时间有个体差异而已。

当孩子胃口不好的时候，家长首先要帮孩子排除疾病因素，因为疾病会影响孩子的胃口。除了孩子感冒、发烧、腹泻时会胃口差以外，铁缺乏、锌缺乏、维生素 D 缺乏等疾病是导致婴幼儿胃口差的常见营养性疾病。

正常情况下，孩子的嘴里一般都有一股淡淡的香味。如果闻到孩子嘴里有口臭，尤其是小年龄的孩子，也要考虑他是否有消化道疾病。

铁缺乏可以用血常规检测值做参考；维生素 D 缺乏可以通过 25 - 羟基 - 维生素 D 的血液检测结果来明确；锌缺乏首先会表现为孩子食欲差。

中医对调理儿童脾胃很有效果，家长要注意不要把孩子的胃口调得太好，导致体重增长过多。其实，每个孩子需要吃多少食物，是和自身的生理需要密切相关的。我们先来看看孩子每天吃下去的食物最终都去了哪里，起了什么样的作用。

食物进入口腔后，经过咀嚼和唾液的初步消化形成食团，进入孩子的胃。食团在胃里面，被胃酸和其他消化酶分解消化，变成比较容易被身体吸收的小分子物质。这些物质继续进入小肠，又有各种消化酶和胆汁参与，进一步被分解，各种营养物质通过肠黏膜进入血液中，没有被吸收的物质就从肠道变成粪便排出了。这时候被吸收进入血液的营养还不能全部被身体应用，还要经过肝脏加工和解毒，然后把对身体有益的营养通过血液送到全身各个器官。没有用的物质，就通过肾脏变成尿液排出体外。

营养在孩子身体的最终用途，包括身高和体重的增长、大脑和智力发育、内脏器官增大和功能完善、体力和脑力活动等多个方面。简单来说，家长希望孩子营养好，最终的目标是希望孩子身高和体重长得好、聪明、少生病、充满活力。那么我们就可以用这些最终指标来客观评估孩子的营养状况，如果孩子身高理想、体重合适、聪明、学习能力强、很少生病、日常充满活力，那就可以默认为孩子的营养状况良好，也可以说明孩子的饮食量和饮食品种都是合适的。在这种情况下，家长认为孩子胃口不好，就是家长认知偏差的问题了。

不同的孩子由于消化吸收能力有强有弱、各个器官利用营养的效能也有高有低、排泄情况也有所不同，即使吃同样品种和同样多的食物，最终形成的健康结局是不同的。

因此，家长们要学会看孩子的健康体检指标，并且在心里定下对孩子健康状况的目标。只要健康指标和家长的健康目标一致，就不必在意孩子的胃口好不好了。如果哪个健康指标不符合家长的心愿，家长再逐步分析一下，是不是孩子胃口好了，这些指标就一定会好呢？也许不一定。

如果孩子胃口不好，身高又比较矮，那会不会是胃口不好导致进食量过少和营养不足呢？这是有可能的。针对这种情况，我来教家长们一个确定食物优先级别的方法。

促进身高生长速度的食物，主要是奶、蛋、肉。对于胃口不好的孩子，首选是喝奶。每天喝500毫升奶，可以分成多次喝，甚至可以把奶粉做到面食里食用。除了喝奶，其次就是吃肉和蛋。每天把该吃的奶、蛋、肉吃完了，再吃主食和蔬菜。这样的方法，可以让胃口不好的孩子，尽量保证长高的食物和营养。同时，家长要尽可能依据孩子的喜好，做他喜欢吃的口味。吃饭时家长可以尽量鼓励孩子吃，但也不用强迫孩子吃。

最后提醒家长，每月给孩子监测身高和体重非常重要。只有先明白孩子的身高和体重增长值是否符合他的年龄水平，才能判断孩子的进食量和进食品种是否合适。这个逻辑关系，家长们如果清楚了，养育孩子和帮助孩子长高会变得很轻松和简单。

案例 29　从治疗疾病入手，解决孩子胃口差的问题

小萌是个女孩，从开始加辅食起，给孩子喂饭就是全家人很头疼的问题。奶奶说小萌的嗓子眼太小，每次给小萌喂一碗饭菜，至少需要一个小时。

小萌慢慢长大了，对玩耍的兴趣远远大于对饮食的兴趣。妈妈每次去幼儿园接小萌，看着其他小朋友红润的脸蛋、健壮的体魄，再看看自家孩子苍白的脸庞和瘦小的体型，心急如焚。

幼儿园孩子的例行体检开始了，血液检测结果显示，小萌的血红蛋白水平和平均红细胞体积都低于正常范围，属于缺铁性贫血。

妈妈带小萌去妇幼保健院儿童保健科就诊，医生给小萌开了补铁的药物。妈妈给小萌连续补铁3个月，同时去中医科找医生给小萌做推拿。小萌的胃口渐渐好了，食量也慢慢增加了。

妈妈在安排小萌的饮食时，首先尽量让小萌每天吃0.05千克肉，猪肉、牛肉、羊肉变着花样做。平时下午从幼儿园回家后吃晚饭，小萌大约能吃0.04千克肉。周末在家，小萌中餐和晚餐加起来大约能吃0.07千克肉。日子一天天过去，小萌的脸色变得白里透红。半年过去，小萌的身高增长了3厘米，体重增长了1千克，达到了正常平均增长速度。

> **蒋老师的叮嘱**
>
> 孩子胃口不好，要从根本上解决问题。家长对孩子采用中医和西医的方法，从改善微量营养状况入手，加上中医的辅助方法，慢慢解决了孩子胃口差的问题。

案例30　从食物制作入手，增加孩子的进食量

小曜是个2岁的男孩，刚出生的时候，身长50厘米，体重3.2千克，都是正常范围的平均水平。小曜在成长的过程中，肠胃总是出问题，经常腹泻。长到2岁，小曜的身高只处于身高曲线第10百分位数的中下水平了。

在长期服用益生菌后，小曜的胃肠功能有所改善，但胃口始终

不太好,食量也不大。在所有的食物中,小曜比较喜欢吃面食,小馒头、馄饨、包子、饺子、馅饼,这些都是小曜比较感兴趣的食物。如果让小曜参与这些面食的制作过程,小曜就会吃得更多一点。

妈妈在做各类面点时,在面粉里面加了很多奶粉和鸡蛋,还把钙片碾成粉末添加到面粉中,用名副其实的"营养粉"给小曜做各种各样他喜欢的面食。每次做之前,妈妈都征求小曜的意见,孩子说喜欢吃什么,就带着孩子一起做什么。小曜感觉自己的意见被充分尊重,参与食物制作的积极性很高,进食量也会稍微多一些。

就这样,几年下来,妈妈硬是让小曜这个胃口不好的孩子,每年的身高都长到了6厘米的正常平均增长值。

蒋老师的叮嘱

帮助胃口差的孩子增加进食量,有很多方法。让孩子参与食物制作,是不错的选择。

食物过敏的孩子怎么长高

食物过敏是否会影响孩子长高呢? 答案是肯定的。

每天要吃奶、蛋、肉,保障足够的蛋白质摄入,加上充足的睡眠、

适宜的运动和良好的情绪，这些都是让孩子身高速度维持在正常范围所需要的因素。

食物过敏的孩子，很多都是牛奶或者鸡蛋过敏，这就影响了孩子摄入有助于长高的营养食物。

过敏的主要症状之一是皮疹，皮疹导致的皮肤瘙痒在夜间往往会更严重，这就直接影响孩子的睡眠；过敏性鼻炎也会造成孩子通气不畅而影响睡眠质量，这些情况都会影响孩子长高。

有些过敏的孩子，会出现喘息、哮喘，做一点运动就会加重症状，使得孩子运动也受到限制，这些情况都会影响孩子长高。

此外，由于过敏影响到孩子的生活质量，也会影响孩子的情绪和心理健康。

下面，我先教家长如何判断孩子是不是食物过敏了，再告诉家长在孩子食物过敏的状态下如何帮孩子减少过敏对身高的影响。

食物过敏一般可以通过孩子的症状来判断。过敏症状一般有以下 5 种。

第一种，消化道症状

腹泻、便秘、腹胀、腹痛等是常见的食物过敏症状，但是一般不容易被人们发现，或者家长不认为孩子这种症状是过敏了。

第二种，皮肤症状

皮疹是最常见的皮肤症状，一般身体暴露部位多见，如面部、手背多见，衣服遮盖部分相对较少。皮疹一般伴有瘙痒，皮肤温度越高，症状越明显，夜间睡觉时，皮疹导致皮肤瘙痒比白天更严重。

第三种，鼻部症状

鼻塞、流鼻涕、打喷嚏是很常见的过敏症状，打喷嚏一般会连续打很多个；如果孩子只是单纯的鼻塞和流鼻涕，一般不伴有感冒的其他症状，也可考虑有可能是过敏了。

第四种，眼部症状

眼睛痒、流泪、眼结膜充血发红是过敏常见的表现。

第五种，呼吸道症状

喉咙痒、咳嗽比较多见，一般为干咳。严重的表现是喉头水肿、喘息、哮喘，这些严重的情况都比较少见。

过敏症状的发生，一般都有某种诱因。如果怀疑食物过敏，食物就是诱因。吃了某种食物就出现上述一种或者几种过敏症状，暂时不吃这种食物，症状就有改善或者消失。再吃这种食物，同样症状又出现，那基本就是对这种食物过敏了。

食物过敏症状有两个最大的特点，一是有食物诱因作为抗原，症状的出现和进食某种食物有关。二是症状能被诱发出来，反复出现。

临床上诊断食物过敏的金标准，就是食物激发试验。其他的血液化验、皮肤点刺试验，都只能做个参考。如果孩子吃了所谓的过敏食物后，没有任何症状，仅仅是化验检测提示某些食物过敏，那是不太可靠的，可以继续尝试进食这类食物，进行细致观察。

最常见的导致儿童过敏的食物是牛奶和鸡蛋，这两种食物与长高密切相关。而导致孩子过敏的其他的食物对身高的影响比较小，所以，如果确定是食物过敏，直接回避过敏的食物就可以了。

牛奶过敏，比较常见的是牛奶里面的酪蛋白所致，乳清蛋白引起过敏的情况比较少，但也不是绝对的。1岁以内的孩子，如果确定是牛奶过敏，就尽早换成深度水解配方奶粉或者氨基酸配方奶粉。1岁以上的孩子，如果仍然牛奶过敏，就先不喝牛奶。

鸡蛋过敏，一般常见是对蛋白过敏，但也不是绝对的，也有少数孩子会对蛋黄过敏。如果孩子对鸡蛋过敏的话，就可以先不吃鸡蛋，不需要勉强进食。

确定是哪种食物过敏，不吃那种食物就可以，不要让孩子一定去尝试过敏的食物，为了所谓的营养而引发过敏症状。

下面给1岁以上食物过敏的孩子家长提供一些实用方法。

每天吃0.05千克肉、吃一个鸡蛋、喝500毫升奶，这是1岁以上孩子所需要的助力长高的蛋白质类食物。如果孩子对其中一种或者两种食物过敏，可以回避过敏食物，适当多吃其他的蛋白质类食物。如果孩子胃口小，无法从食物中获得足够的蛋白质类食物，也不用勉强他，家长可适当多给他补充一些与长高相关的营养素就可以了。关于补充营养素的方法，本书后面还会详细介绍。

食物过敏的情况，有时会随着孩子年龄增长而发生改变。当孩子因为食物过敏而导致身高生长速度缓慢的时候，家长不要过度焦虑，可以积极采取一些变通的方法。同时，家长要想办法尽量让孩子的骨龄长得更慢一点。这样，当孩子过敏的情况好转后，就能有足够的骨龄储备来长身高。

孩子进食与长高相关食物的参考方法

孩子的情况	奶	蛋	肉
第一种，不喝奶		每天吃2个鸡蛋	每天吃肉0.07~0.09千克
第二种，不吃蛋	每天喝奶700~800毫升		每天吃肉0.07~0.09千克
第三种，不吃肉	每天喝奶700~800毫升	每天吃2个鸡蛋	

案例31　过敏宝宝的增高秘方

小奚是个男孩。妈妈生完小奚后，因为要长期服用药物治疗疾病，无法给小奚喂母乳。只能喝配方奶粉的小奚，从出生不久就对牛奶过敏了，妈妈只好按照医生的建议给小奚换成深度水解配方奶粉。小奚好像不太喜欢喝这种奶，每天喝奶的量比较少。

小奚长到4个月时，每月身高增长值都低于平均增长值。小奚4个月之后，妈妈开始给小奚添加辅食了。小奚对猪肉、牛肉、鸡肉都不过敏，对鸡蛋也不过敏。妈妈在给小奚加的辅食中，适当增加了肉、蛋的比例，同时也给小奚每天补充维生素AD和钙剂。

小奚长到1岁后，妈妈就没有给小奚喝奶了，每天给小奚吃0.07千克左右的肉，变换方式给小奚吃1~2个鸡蛋，维生素AD和钙剂继续补充。除了饮食的调整，妈妈还特别注重让小奚增加爬、站、走等孩子能做的运动，减少抱着孩子和让孩子躺着的时间。另外，妈妈还注意培养小奚早睡的良好的睡眠习惯。

在小奚成长的过程中，又出现过对虾、螃蟹、猕猴桃、香芋、茼蒿、苦瓜等食物过敏的症状。妈妈的应对措施很简单，一旦发现哪种食物过敏，马上就不再给小奚吃那种食物了。小奚就这样与食物过敏同在的过程中长到了3岁。

3岁的小奚，身高94厘米，体重12.8千克，骨龄2.2岁。按照骨龄的身高水平来看，他处于第75百分位数，对应的成年身高是176厘米，和妈妈对小奚的期望身高一致。

蒋老师的叮嘱

除了食物过敏这一阻碍孩子长高的因素以外，还有很多方法可以助力长高。家长利用好可以帮助孩子长高的因素，科学地陪伴孩子实现理想的身高。

CHAPTER 5

第五章

助力长高的营养密码

蒋老师讲：如何补充维生素才有效

帮助长高的维生素

提升身高生长速度的主要维生素包括维生素 A、维生素 D 和维生素 K2。身高增长的过程，就是骨骼增长变长的过程。我们先来了解一下，骨骼增长的过程包括哪些环节，再看看这些维生素在哪些环节起了什么作用。

骨骼能够纵向增长，有赖于长骨两端成长板那里的软骨细胞不断分化、增殖、增长、增大。软骨细胞长大后，顺着骨骼纵向排列，软骨细胞变成骨细胞，骨骼就慢慢变长。软骨细胞生长旺盛，骨骼就长得快，身高就长得高。

维生素 A 和维生素 D 都可以直接促使软骨细胞生长，因此，这两种维生素可以在这个环节促进身高生长速度。变长的过程中，骨骼始终要维持骨骼的生理形状，比如，大腿骨和小腿骨都是两头粗、中间细的形状。这就需要骨骼不断地自身修正，也就是成骨过程和破骨过程达到动态平衡。维生素 A 对骨骼增长过程中维持成骨和破骨的动态平衡起着至关重要的作用，因此，维生素 A 又可以在这个环节促进身高生长速度。

骨骼增长的过程就像盖楼，钙就是非常重要的建筑材料。钙从吃进孩子嘴里到最后沉积到骨骼让孩子长高，有两个关键的环节。

一是钙从肠道进入血液，这个过程需要维生素 D 帮忙。如果没有足够的维生素 D，孩子吃进去的大部分钙都会随着粪便排出，不仅浪费，还会增加孩子便秘的风险。

二是进入血液的钙，还需要沉积到骨骼，才能真正成为长高的原料。这个环节需要维生素 K2 帮忙才行。维生素 K2 把骨钙素激活，激活后的骨钙素就像一个个"钙爪"，把血里面的钙抓到骨骼中，使骨骼积累正常量的钙，帮助孩子长高。如果没有维生素 K2 的帮忙，血液里面的钙就容易通过肾脏随着尿液排出。这同样造成了浪费，还有可能会增加肾脏结石的风险。

由此可见，维生素 D 和维生素 K2 的充足十分重要，它们可以在促进钙从肠道吸收进入血液和促进钙从血液进入骨骼这两个环节起到关键性作用，帮助孩子实现长高。具体的补充方法，家长要听从专业医生的建议。

3 岁以下的孩子，为了预防佝偻病，一般每天都会补充维生素 A 和维生素 D。家长只要给自己的孩子在 3 岁以上继续补充维生素 A 和维生素 D 就可以了，补充的剂量和之前一样即可。

关于 3 岁以上的孩子是否需要继续补充维生素 A 和维生素 D，每个医生的观点也是不同的。从防治佝偻病的角度出发，维生素 A 和维生素 D 补充到孩子 3 岁就可以了，3 岁以上的孩子佝偻病的发病率明显下降，就不需要常规补充了。

从促进和维持正常身高生长速度的角度出发，补充维生素 A 和维生素 D 对孩子是有益的。

但如果家长不明确告诉医生希望孩子长到自己的期望身高，只是问医生是否需要给孩子补充维生素 A 和维生素 D，那么医生就可能只会从佝偻病防治的角度给家长建议了。

家长给孩子补充维生素 A、维生素 D、维生素 K2 的方法很简单，维生素 A 和维生素 D 就按孩子 3 岁之前补充的剂量长期服用，可以一直补充到孩子身高停止生长为止。

如果家长担心孩子补充过量，那就每年给孩子做一次血液检测，查一下维生素 A 和维生素 D 的水平就清楚了。现在的检测技术比较先进了，指尖微量血就可以满足检测的需要。

当 3 岁以上的孩子一年身高增长值没有达到 5 厘米正常最低值的时候，还可以参考检测值适当增加维生素 A 和维生素 D 的补充剂量。维生素 K2 可以根据商品的剂型，选择最低剂量来补充，每天 100 微克以内都是安全的。3 岁以上的孩子想要维持一年 5 厘米的身高增长最低值，可以根据孩子的具体情况把这些帮助长高的维生素补起来。

案例32　补充维生素提升身高生长速度

小辰是个8岁的男孩,最近几年,每年的身高增长值都在5厘米左右徘徊。前段时间,小辰患了肺炎,去医院看病的时候,顺便做了血清视黄醇和25-羟基-维生素D的检查。结果显示,这两项检测数值都低于正常值范围。小辰妈妈听从医生的建议,给小辰每天补充维生素A4000国际单位、维生素D1400国际单位。半年后,小辰的身高增长了3.3厘米,身高生长速度比以前加快了。

> **蒋老师的叮嘱**
>
> 给孩子补充维生素A和维生素D,可以提升身高生长速度,可以一直补充到身高停止生长为止。

补钙有利于长高

想要孩子长得高,需要让孩子的骨骼增长得快。骨骼的主要成分是钙和蛋白质,其中钙占骨骼成分2/3的比例。钙相当于骨骼生长的原料,原料充足,骨骼就长得快。

骨骼生长能快到什么程度呢?

正常情况下,0~1岁的孩子,一年长25~27厘米。1~2岁期间,一年长11~13厘米。2~3岁期间,一年长7~9厘米。3岁以上的孩子,每年长5~7厘米。进入青春期以后,孩子一年身高增长可以达到7~9厘米,甚至更快。因此,想让孩子身高生长维持在正常状态,就需要良好的钙摄入做支撑。

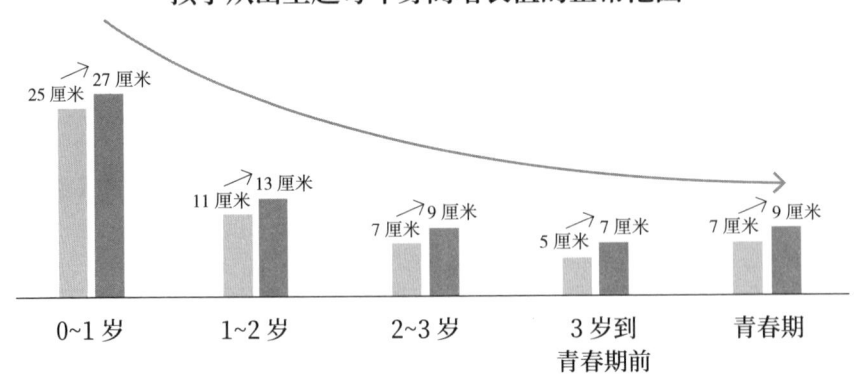

孩子从出生起每年身高增长值的正常范围

0~1岁	25厘米 → 27厘米
1~2岁	11厘米 → 13厘米
2~3岁	7厘米 → 9厘米
3岁到青春期前	5厘米 → 7厘米
青春期	7厘米 → 9厘米

家长还需要明确三大逻辑关系:一是钙营养状况的评价指标,二是钙的来源,三是保持良好钙营养状况的目的是助力孩子长高。这三大逻辑关系可以让家长明白,孩子是否需要补钙,选择哪样的钙剂,补多少剂量的钙,补钙需要持续多久,长期补钙是否有效。

钙营养的评价指标,只有看骨密度一种。家长每年带孩子做一次骨密度检测,每次都在同一家机构、用同一种仪器、检测同一个部位,然后看看检测结果的变化情况。

骨密度的检测结果最好在平均值以上，这样才说明孩子钙营养良好。家长不能仅满足孩子骨密度正常、不缺钙，那样的要求太低了，对实现期望身高很不利。

骨密度的检测结果受 3 个因素影响：

- 钙营养状况。
- 维生素 D 和维生素 K2 营养状况。
- 抗地心引力运动。如跳绳、跑步、打篮球等。

孩子通过口腔吃进去的钙，需要维生素 D 和维生素 K2 帮忙，才能进入骨骼，增加骨骼的密度和强度。蹦蹦跳跳的、抵抗地心引力的运动，也是促进钙进入骨骼的重要因素。如果缺乏这类运动，钙就会从骨骼跑出来进入血液中，再通过肾脏随尿液排出。我们平时看到那些长期卧床无法运动的人和太空中宇航员在没有重力影响下，骨密度明显降低，就属于这一类情况。

下面我们再来看看钙的来源。含钙丰富的食物主要是奶、蛋、肉，这类食物不仅钙含量高，也更容易被身体吸收。

当孩子没有吃到足够的奶、蛋、肉时，就可以通过补充钙剂来弥补食物钙摄入的不足。

补钙的目的是维持良好的钙营养状况，让孩子的身高生长速度达到正常范围。如果孩子每月的身高增长值能达到正常平均值，那就说明孩子的钙营养状况没有影响身高生长。反过来，如果孩子的身高增长值没有达到平均值，至少可以试试补充钙剂这个简单的方法。

了解了这些逻辑关系之后，下面就来帮家长解决一些常见的关于补钙的问题。

孩子要不要补钙

这个问题可以从三方面来决定。

其一，根据孩子当天饮食情况而定。如果 1 岁以上的孩子，当天没有吃够 0.05 千克肉、一个鸡蛋、500 毫升奶，那么当天就可以补钙。

其二，根据身高增长值而定。3 岁以上孩子，如果当月身高增长值低于 0.5 厘米，下个月就每天补钙。

其三，根据骨密度检测值而定。如果骨密度检测结果低于平均值，就坚持补钙一年。

怎样选择钙剂

给孩子选择钙剂，先用排除法。

含有不利于孩子健康成分的钙剂不选，比如，含有蔗糖、葡萄糖的钙剂，对孩子牙齿发育不利。钙剂中的铅含量越低越好，零铅的钙剂是最好的。

排除了不利于孩子健康的钙剂后，家长可以根据孩子喜欢的口味、剂型、款式来选择钙剂。毕竟孩子需要经常补充钙剂，所以选择孩子喜欢的钙剂，就让补钙变得轻松多了。

补钙的剂量如何确定

补钙的剂量,一般是弥补膳食中钙摄入的不足,因此可以根据膳食情况而定。根据孩子年龄不同,每天需要的钙量是 1000~2000 毫克。含钙丰富的食物主要包括奶、蛋、肉等蛋白质类食物,除了食物供给 1/3 以上的钙之外,孩子还可以每天补充 300 毫克元素钙。青春期的孩子,身高长得比较快时,骨骼需要的钙量在增加,这时可以每天补充 500~600 毫克的元素钙。

补钙需要持续多久

补钙持续的时间,我们根据补钙的目的而定。

如果是以预防佝偻病为目的,补钙持续到孩子 3 岁就可以了,因为 3 岁以下的孩子是佝偻病的高发人群,3 岁以上的孩子患佝偻病的情况就比较少见了。

如果是以助力身高生长为目的,补钙需要持续到孩子身高停止生长为止。保持良好的钙营养状况是有利于孩子身高生长的。

如果希望提高人们一生中骨密度的骨峰值,补钙需要持续到 35 岁。人的一生中骨密度的峰值一般出现在 35 岁左右。如果 35 岁的时候,骨密度值能达到较高的水平,就会降低将来骨质疏松发生的风险,并提高骨质健康的水平。

如果希望终身维持良好的骨健康状况,就需要终身补钙。

补钙是否有效？

钙营养的评价指标是骨密度。补钙是否有效，可以用骨密度检测结果来衡量。骨密度水平上升，或者骨密度维持原有的良好水平，都是补钙有效的体现。不过，骨密度检测结果除了受钙营养的影响之外，和维生素 D 的水平与抗阻力运动的情况也有密切关系。因此，补钙的同时需要注重维生素 D 的补充，还要鼓励孩子多做蹦蹦跳跳的抗阻力运动。

骨密度的变化非常缓慢，除了骨密度检测结果，还可以用身高增长值来评价补钙是否有效。良好的钙营养是促进身高增长的有利因素，补钙后，如果孩子的身高生长速度有所提升，或者孩子身高增长值维持正常状态，都可以说明补钙有效。

巧补蛋白质类营养

促进长高的蛋白质类的营养素包括各种氨基酸，比如赖氨酸、精氨酸、γ- 氨基丁酸等。初乳碱性蛋白、水解蛋黄粉、乳清蛋白粉也属于促进长高的蛋白质类营养素。

蛋白质类营养素促进长高的原理各异，比如初乳碱性蛋白被称为天然的骨骼生长因子，可以直接作用于骨骼细胞，协调成骨细胞和破骨细胞的活动，维持两者的动态平衡，既能促进骨骼生长，又能提升骨密度。比如 γ-氨基丁酸，既可以增加夜间深睡眠的时间、促进生长激素的分泌，又可以减少雌激素的分泌、延缓骨龄发育速度。赖氨酸是人体无法自己合成的必需氨基酸，可以直接给骨骼提供蛋白质原料，还能促进钙的吸收，有利于提升身高生长速度。

家长们问的比较多的问题是某某营养素可以增高吗？市面上宣传某某营养素有增高的效果，我的孩子真的能吃吗？某某成长奶粉真的可以帮助孩子长高吗？"一八零奶"真的可以让孩子长到一米八吗？这里面的逻辑关系其实是需要验证营养素是否有促进长高的作用。

家长们可以这样简单操作。

首先，是否应该给孩子选择哪种营养素，有两个原则：

正规企业生产的、符合食品或者保健品相关要求、安全的产品。

助力长高的原理明确，也就是家长选择的某款营养素是作用于哪个环节帮助孩子长高的。

如果是非正规企业生产的三无产品，或者不清楚该产品是通过什么途径让孩子长高的，家长最好不要选择这样的产品。如果选择的产品从理论上可以帮助孩子长高，就可以去实践验证了。

验证的简单方法就是监测孩子的身高增长值。

3岁以上的孩子，每年正常身高增长值是5~7厘米，平均6厘米，平均每月0.5厘米。如果用了某一款营养素或者某一款增高食品之后，孩子每月身高能增长 0.5 厘米左右、一年身高增长值能达到 5~7 厘米，或者孩子现在身高增长速度比没有用这款营养素之前明显加快了，这样都可以说明这款营养素具有促进长高的作用。

如果用了某一款营养素或者营养食品之后，孩子的身高生长比之前长得反而更慢了，就难以判定这款营养素或者营养食品到底有没有产生积极的效果。

其次，助力孩子身高生长速度的因素，包括合理饮食、补充营养素、足够睡眠、适当运动等多个方面，如果只是补充营养素，其他因素没有做到位，也是很难使身高速度达到理想状态的。因此，在补充营养素或者食用帮助长高的食品时，尽可能让孩子早睡觉、多运动、饮食合理、情绪愉悦。

有的家长会有疑问，孩子长得快，到底是哪个因素起主导作用呢？

这就难以区分了，家长可以做的，就是把能做的环境因素都做到位，不留遗憾就好。

关于补充蛋白质类营养素可以助力长高，最近市面上有了促进生长激素分泌的营养素，这里也简单给家长们介绍一下。

促进生长激素分泌的时机大致有三类：一是孩子深睡眠的时候，二是运动的时候，三是饥饿的时候。营养素促进生长激素分泌的机理，主要是模仿饥饿的状态。

20 世纪末，科学家在哺乳动物的胃黏膜组织中，发现了一种含有 28 个氨基酸残基组成的肽类物质，称之为 Ghrelin，中文名称是饥饿素。这种物质在下丘脑起作用，刺激垂体分泌生长激素，因此 Ghrelin 又被称为生长激素释放肽。之后，科学家经过长期的研究探索，明确了饥饿素 28 个氨基酸残基组成的多肽序列，并从酵母蛋白质水解物中提取出类似饥饿素的氨基酸序列多肽分子，按照特定的营养配比，研发出了可以人工合成的具有类似饥饿素作用的营养素。这种具有类似饥饿素作用的营养素，本质上是蛋白质多肽类物质，可以通过下丘脑促进垂体分泌生长激素。生长激素可以促进肝脏合成胰岛素样生长因子，进而刺激长骨成长板软骨细胞的生长，促使骨骼增长。

案例 33　补充长高营养素促进身高生长速度

小怡是个 10 岁的男孩，妈妈希望小怡将来能长到 180 厘米，可是小怡的身高水平、每年身高增长的速度并不理想。9~10 岁这一年，小怡长了 4 厘米，没有达到一年 5 厘米正常增长值的低限。

妈妈给小怡做了一年的身高管理，补充维生素 A、维生素 D 和钙剂半年时间，小怡的身高增长了 2.3 厘米。虽然身高生长速度比没有补充营养素的时候略快了一些，但还是没有达到正常范围。小怡睡眠不佳，入睡时间长，夜间睡觉时，经常满床翻滚。补充 γ-氨基丁酸后，小怡的睡眠状况有明显改善，身高生长速度也快了一些。半年时间，身高增长了 2.6 厘米。

小怡做身高管理一年，身高增长4.9厘米，骨龄增长0.7岁，平均每岁骨龄增长的身高7厘米。小怡开始做身高管理时，身高135厘米，骨龄10.4岁，要实现180厘米期望身高，平均每岁骨龄需要增长的身高是11.1厘米。小怡生长发育的实际情况和期望身高的要求相差较大，未来，身高生长速度还需要再快一点，骨龄发育速度最好再慢一点，这样才有望实现期望身高。

小怡的妈妈和研发饥饿素营养的教授是朋友，所谓近水楼台先得月，小怡在原有身高管理方案的基础上，用了能促进生长激素分泌的营养素。半年后，小怡的身高增长了3.8厘米，骨龄增长0.3岁。血液检测结果发现，小怡的胰岛素样生长因子的浓度也比半年前明显升高。小怡妈妈对这样的干预结果非常满意，仿佛看到了小怡长大个的希望。

蒋老师的叮嘱

当孩子身高生长速度缓慢时，可以试试理论上可行的促进身高生长速度的营养素。不过身高增长值营养干预的效果有个体差异，需要试过之后才能知道。

神奇的促进长高的益生菌

说起益生菌，家长们都不陌生，都知道益生菌有助于肠道健康。

肠道是人体最大的营养吸收器官和免疫器官，肠道菌群在维持人体的营养吸收、免疫功能及代谢平衡等方面都起着至关重要的作用。肠道菌群是由数以万亿计的细菌、真菌和病毒等微生物组成，分布在整个胃肠道之中。

我们都知道，身高生长需要足够的营养物质，孩子每天摄入的食物需要在胃肠中被消化、吸收，营养物质才能在长高中充分发挥作用。如果肠道没有菌群会是什么样呢？

科学家做了相关的动物实验为我们找到了答案。在给同样的营养丰富的饲料和不限制进食的条件下，人工营造的肠道没有菌群的老鼠和在正常菌群下的老鼠，生长发育的结果完全不同。肠道完全无菌的老鼠长得又瘦又小，肠道有菌群的老鼠身体又长又胖。

实验结果还发现，肠道无菌群的老鼠，血液里面的胰岛素样生长因子的浓度只达到肠道有菌群老鼠的25%。动物实验表明，正常的肠道菌群，不仅能使摄入的食物得到充分吸收、利用，促进正常的生长发育，还能保障肝脏产生促进骨骼生长不可缺少的重要物质——胰岛素样生长因子。

孩子身高处于正常生长状态，需要具备两大方面的条件：一是稳定的指挥系统，它包括生长激素、甲状腺激素、胰岛素样生长因子、雌激素等内分泌类激素；二是营养原料，包括必需氨基酸等蛋白质、矿物质、维生素等。

科学家经过长期的研究，不断揭示出健康的肠道菌群对儿童生长发育的重要作用。目前已知的肠道菌群促进骨骼生长是通过下列途径发挥作用的。

肠道菌群能把进入肠道的食物残渣进行发酵，产生短链脂肪酸等特定的生物活性物质，这类物质可以被结肠吸收和利用。

短链脂肪酸可以直接促进垂体分泌生长激素，生长激素促进肝脏产生胰岛素样生长因子，胰岛素样生长因子可促进骨细胞生长发育，促进骨骼增长，还能提升骨密度。

短链脂肪酸可以通过G蛋白偶联受体的途径，通过影响肝脏、脂肪、肌肉及免疫细胞等组织器官，促使肝脏产生胰岛素样生长因子。

肠道菌群能合成多种骨骼生长所必需的营养物质，包括维生素K、维生素D等各类维生素，还能促进钙、镁、锌等矿物质的吸收。

短链脂肪酸可以通过G蛋白偶联受体的途径，直接作用于骨骼，促进骨细胞的生长发育，促使骨骼增长。

可见，肠道菌群影响骨骼生长发育的途径是多样的，除了通过影响生长激素、胰岛素样生长因子等内分泌指挥系统的途径，也可以通过提供营养原料直接促进骨骼生长。

随着对肠道菌群和儿童生长发育相关研究的不断深入，科学家又发现，肠道微生态紊乱，也就是肠道菌群失调，会影响孩子对营养物质的吸收，同时，肠道菌群产生的活性物质会缺乏，孩子容易发生免疫力低下。我们看到的结果是，肠道菌群失调的孩子，容易出现生长迟缓。**最近的研究发现，矮小症孩子的肠道菌群中，副拟杆菌数量很多，柔嫩梭菌数量偏低。这两种菌会影响胰岛素样生长因子的水平，肠道中柔嫩梭菌多的孩子，胰岛素样生长因子的水平较高，孩子的身高是正常的；副拟杆菌多的孩子，胰岛素样生长因子的水平较低，身高水平也偏矮。**

既然特定的肠道菌群会影响孩子的身高，接下来要解决的问题是，筛选特定的能够定向促进孩子身高的菌株。

肠道的菌群数不胜数，菌种实在是太多了，各类菌起的作用各不相同。科学家们经过长期的菌株筛选和研究，近年来首次发现，一种从母乳中分离的动物双歧杆菌乳亚种 BL-11，可以通过增加肠道有益菌、减少有害菌来调节肠道菌群，促进肠道菌群成熟。最重要的发现是，BL-11 这个菌株可以显著促进儿童的身高增长，这也是全球首个通过严格的临床研究发现的、可以增加孩子身高的菌株。

为什么这个菌株可以促进孩子长高呢？ 深入的研究发现，BL-11 菌株作为一种母乳来源的优质菌，几乎集中了前面介绍的肠道菌群促进儿童身高生长的全部优点：

- 促进营养物质的合成和吸收，促进肠道健康。
- 改善肠道菌群，增加胰岛素样生长因子的水平，促进骨骼生长发育。

● 改善肠道黏膜健康状况,增加赖氨酸、叶酸等必需氨基酸和维生素的合成,为骨骼生长提供足够的营养原料。

● 促进成骨细胞生长,抑制破骨细胞生长,提高骨质健康水平。

这一研究成果,对于想要长高的孩子家长来说,又多了一种干预选择。

案例 34　补充长高益生菌,促进身高生长速度

小梅是个女孩,8岁的时候被诊断为矮小症,检查结果显示生长激素缺乏。小梅连续用了两年生长激素,用药期间,小梅每年身高增长8~9厘米。小梅对注射生长激素非常排斥,每次打针都哭哭啼啼,让家长很不忍心,也十分为难。家长见孩子身高追上了一些,加上孩子不配合治疗,就停用了生长激素。

停药的这两年,孩子的身高每年增长3~4厘米,和治疗前一样缓慢。家长想重新给孩子使用生长激素,又担心孩子不配合,于是带着小梅来到身高门诊,请医生帮忙提供参考意见。医生首先询问家长对孩子的期望身高,家长表示希望长到160厘米。

小梅现在12岁,身高145厘米,体重32.5千克,骨龄10.6岁。女孩一般在骨龄12岁时,平均身高生长潜能5厘米。小梅在骨龄12岁时,身高超过155厘米,就有可能实现期望身高。现在小梅与155

厘米的身高还有10厘米差距,到骨龄12岁还剩下1.4岁(12-10.6=1.4岁)的骨龄。在此期间,如果小梅平均每岁骨龄增长7厘米以上的身高,这样就有可能实现期望身高。如果小梅的身高一年能增长5厘米、一年骨龄增长0.7岁以下,就能达到阶段性目标。

医生给小梅设定了实现期望身高的3个月阶段性目标:身高增长1.5厘米、体重增加0.3千克、骨龄增长0.2岁。医生还制订了促进达标的身高管理方案。

饮食方案:每天吃0.05千克肉、一个鸡蛋、500毫升奶,晚上7点半之后不进食。营养补充方案:每天补充维生素A6000国际单位、维生素D2000国际单位、钙剂300毫克、γ-氨基丁酸300毫克。

睡眠运动方案:每晚9点半上床、10点入睡的保障睡眠;每天坚持做一小时各类跳跃运动。

此后,家长尽力督促孩子完成各项身高管理方案。小梅每天非常努力做各种运动、早睡觉、按时吃营养素、吃奶蛋肉。3个月过去了,小梅的身高只长了1厘米,好在骨龄只增长了0.1岁,算是控制了试错的成本,没有浪费骨龄。但是小梅的身高生长速度如此缓慢,如果不积极提升身高生长速度的话,实现期望身高是非常困难的。

医生建议家长,考虑重新用生长激素治疗,但小梅非常抗拒,于是医生提出,不妨用长高益生菌试试看。家长和孩子都同意,就这样小梅在原有身高管理方案继续实施的基础上,每天早晚服用长高益生菌。又过了3个月,小梅的身高增长了2.2厘米。医生分析,身高生长速度有季节和时段差异，再继续观察看看后续的效果。3个月后再评价，小梅的身高又增长了1.7厘米。用BL-11益生菌的半年时间里，小梅的身高增长了3.9厘米，体重增加了0.9千克，骨龄增长了0.3岁，骨龄身高速度超过了7厘米的目标。按照这样的生长发育速度，小梅实现期望身高很有希望了。

蒋老师的叮嘱

长高益生菌，理论上是可以提升身高生长速度的。对于身高生长速度缓慢的孩子，可以试用，并监测身高增长值。

CHAPTER 6

第六章

助力长高的运动和睡眠密码

蒋老师讲：长高与
运动和睡眠的关系

运动为什么能促进长高

孩子长高的过程是这样的，垂体正常分泌生长激素，生长激素一方面促使肝脏合成胰岛素样生长因子，另一方面可以直接作用到骨骼的成长板。胰岛素样生长因子也作用到成长板，和生长激素一起共同促进软骨细胞不断分化、增殖，长出新的骨细胞，促使骨头增长。

骨头增长的过程，需要以钙和蛋白质为原料。骨细胞生长旺盛、原料充足，骨骼就容易增长，孩子的身高就长得快。**生长激素一般在夜间深睡眠的时候分泌旺盛；胃肠道功能良好能保障食物中营养物质的消化和吸收；钙只有沉积在骨骼才能有利于骨骼增长，这些都是长高的有利条件，也和运动营养紧密关联。**

● 运动促进长高有两大方面的原因，一方面是促进身高生长速度，具体的过程有下面几点：

运动可以直接促进生长激素的分泌。3岁以上的孩子，生长激素在白天一般是很少分泌的，只有运动时例外。矮小症的孩子，做生长激素检测，需要做生长激素激发试验，才能明确孩子是否真的存在生长激素缺乏的问题。如果不做激发，血液检测的生长激素水平一般都很低，大约在2纳克/毫升的样子。除了药物可以激发生长激素分泌以外，运动也可以激发生长激素分泌，激发后生长激素的水平可以达到10纳克/毫升以上。这个原理说明，运动可以促进生长激素的分泌，从而促进孩子长高。

- 运动可以改善睡眠。运动可以增加孩子的疲劳程度，孩子累了，一般睡得更香。运动可以让孩子更早睡觉，增加深睡眠的时间，促进生长激素分泌。

- 运动促进新陈代谢。运动可以让血液循环加速，有利于改善食欲和促进营养物质的消化吸收，为长高提供更多的养料。

- 运动可以增加骨密度。运动可以促进钙沉积在骨骼，这不仅有利于长高，还能让孩子在成长过程中拥有更健康的骨质。

运动促进长高的另一方面原因是延缓骨龄。身体脂肪含量过高，会使身体雌激素水平上升，导致骨龄加速发育。运动可以减少体脂率，进而延缓骨龄，延长生长期，为长高赢得更多空间。

从上面这些原理，家长应该明白了，运动是可以从促进身高生长速度和延缓骨龄发育速度两方面帮助孩子长高的。

案例 35　运动与否，身高的差异这么大

小伊和小满是一对双胞胎姐妹，虽说生长在同一个家庭，性格却相差甚远。姐姐小伊好静，大多数时候都捧着一本书在看，知识面很广，学习成绩在年级名列前茅。

妹妹小满喜欢运动，是学校田径队的中长跑选手。小满晚上写作业写累了，常常邀小伊一起去楼下一个学校的操场跑步。可是小伊不爱运动，小满经常遗憾地独自一人做运动。即使小伊陪着去了，也只是在操场边帮小满拿着衣服，等小满跑完步后，姐妹俩一起回家。

姐妹俩运动量的巨大差异也反映在饮食和睡眠方面。小伊胃口差、食量小，睡觉也总是不踏实。周围有人感冒，小伊准被传染。而小满呢，胃口极好，每天晚上躺下就睡着，一觉睡到天亮，一年到头很少生病，一副运动健将的身材。

转眼间，姐妹俩高中毕业了，都考上了北京的大学。一起去学校报到的那天，爸爸妈妈看着158厘米的小伊和168厘米的小满，感叹不已，深深体会到了运动对孩子身高的影响。

蒋老师的叮嘱

运动对于长高的促进作用是肯定的。如果有可能，家长要尽量带着孩子做运动、鼓励孩子做运动，帮助孩子养成爱运动的习惯，让孩子快乐运动。

怎样做运动有利于孩子长高

家长引导孩子做有利于长高的运动，同时需要考虑运动方式、运动时长、运动时间、运动频次等各个方面。下面就给家长们具体介绍一下。

运动方式

我们首先需要了解助力长高的运动方式。身体中长骨成长板所含的软骨细胞是长高的基础，因此，凡是对脊柱、下肢关节部位的成长板有适宜刺激的运动，都是有利于长高的运动。另外，由下肢支撑身体，并且抵抗地心引力的运动，可以促进钙沉积到骨骼，促进长高。

从这两个基本点来看，有脊柱弯曲和伸直、下肢关节弯曲和伸直、跳跃和腾空的运动，都是很好的促进长高的运动，例如，跳绳、踢毽子、跑步、打球，这些运动都是可以助力长高的。

哪些运动对长高帮助不大，家长们也需要了解一下。单纯上肢运动，比如引体向上，对长高帮助并不大。投掷铅球、举重等爆发性和力量性的运动，不利于长高。马拉松等强度过大的运动，不利于孩子健康。过度下胯、膝盖跪地等舞蹈动作也是不利于长高的。

选择适当的运动方式时我们要考虑到哪些因素呢？我们要关

注孩子的年龄、性别、运动的喜好程度、场地条件等各个方面问题。家长要想让孩子愉快地运动，尽量不要让运动成为孩子的一种心理负担。年龄小一些的孩子需要家长陪伴运动，年龄大一些的孩子可以让他加入到一些集体运动中。

家长需要动脑筋、想办法，让自己的孩子用适合他的方式爱上运动，不要逼迫孩子去完成某种运动。孩子在家里上运动直播课、去运动场馆做集体运动、由教练陪同运动，这些都是可以选择的方法。

运动时长

每次运动多长时间，可以根据两方面的情况来综合考虑。

一是考虑促进生长激素的分泌，可以选择两种方式：

第一种，短时间、高强度的运动。每次5分钟左右，运动的时候，让心率达到每分钟150~170次。

第二种，较长时间、中等强度的运动。每次运动20~40分钟，运动的时候，让心率达到每分钟120~140次。

这两种方式都可以促使生长激素分泌达到8~10纳克/毫升，甚至超过10纳克/毫升。家长可以根据孩子的兴趣和时间随意选择。

二是考虑孩子的运动耐受能力。家长要掌握让孩子适度运动的原则，不能让孩子过度运动，以免孩子产生惧怕运动、厌恶运动的情绪。运动之前要和孩子商量，让孩子接受运动、心情愉悦地运动。运动过程中，家长细心观察，如孩子脸色潮红、微出汗、呼吸加快，这就说明有一定运动强度了。孩子的运动耐受能力是逐渐增强的，家长要掌握循序渐进的原则，不要急于求成，勉强他完成一定强度的运动。家长要帮助孩子养成主动运动的习惯，这对孩子一生的健康也更有利。

运动时间

一天当中什么时候做运动合适，也需要根据孩子的年龄、生活习惯和学习安排而定。

一般情况下，傍晚运动配合良好睡眠，不会影响孩子白天的学习状态。如果早晨做运动，就可能会影响孩子上午的学习状态。

一天当中任何时候做运动都是可以的，原则就是不能影响孩子的睡眠、进食、学习等正常生活。傍晚运动和早上运动相比，可以消耗更多的能量，减少体脂，延缓骨龄。但家长要注意，孩子完成课业后睡前一小时，不要做剧烈的运动，以免影响孩子的睡眠。

对于学龄儿童，可以采取碎片时间运动，在学习的间歇和课间、短暂空闲的时间，做几分钟高强度的运动。**比如，在家里的地面上铺一块瑜伽垫，让孩子在垫上做原地高抬腿、摸高跳、空手跳绳等，这些都是很好的助力长高的运动。**

运动频次

助力长高的运动强调长期坚持，最好每天都有运动，有空随时做运动。有的家长询问，孩子每周需要运动几天？家长们只要了解这个原则就知道了：运动可以助力孩子长高，孩子每天都需要长高，因此孩子每天都需要做运动。

孩子做运动时，一定要注意安全问题。穿的鞋要合适，以避免脚踝扭伤。年龄小一些的儿童做运动时，旁边要有家长或者成年人在场，避免孩子到容易发生运动损伤的环境中去。**运动过程中可以少量多次喝水，不要一次大量喝水，以免胃过度充盈，导致孩子运动时胃部不适。**

为什么睡眠能促进长高

长得高的孩子都是睡出来的。这句话其实很有道理。这个世界上，寒冷地区的孩子一般比热带地区的孩子长得高，我们国家东北地区的孩子比南方亚热带地区的孩子长得高，重要的原因之一就是睡眠的差异。

寒冷地区冬季时间较长、冬季日照时间较短。漫长的冬季，户外温度很低，户外活动受限制。室内有暖气，即使条件差的地方也有热炕。在这样温暖的环境下，孩子的睡眠时间相对较长，睡眠质量相对较好。

大家可以了解一下，广东、云南、广西等亚热带地区，一年到头气候温暖，一些户外活动不受限制，夜生活丰富。这些地区的孩子睡眠时间相对较晚、睡眠时长较短，身高相对较低。

睡眠促进长高的原理，首先，深睡眠时生长激素分泌的峰值较高，可以直接促进软骨细胞增长，让骨骼纵向生长。

其次，良好的睡眠可以促进营养物质的吸收和利用。睡眠状态可以让脊柱放松、不受压迫，这种有利于椎骨的生长，也是优质睡眠帮助孩子长高的原因。

怎么睡才能长得更高

有助于长高的睡眠有三方面的要求，一是睡眠开始时间，二是睡眠时长，三是睡眠质量。这三方面的要求都围绕着促进生长激素分泌这一重要环节。

生长激素在血糖较低的时候分泌旺盛，分泌的峰值可以达到 40 纳克 / 毫升。生长激素只在深睡眠的时候分泌，浅睡眠的时候一般不会分泌生长激素。**孩子入睡之后 1~2 小时，才会由浅睡眠进入深睡眠。生长激素的分泌有生物节律，3 岁以上的孩子，白天的午睡时段一般不会分泌生长激素。生长激素呈现脉冲式的分泌，一波一波的，最**

高的一波分泌高峰在夜间 11 点到凌晨 1 点左右，次高峰在凌晨 5~6 点左右，其间还有 1~2 个小的分泌峰。

了解了生长激素分泌的规律之后，我们再来看看孩子怎样睡，才有利于生长激素的分泌。3 岁以下的婴幼儿，要把睡觉这件事放在重要位置，不要轻易在宝宝睡觉的时候唤醒孩子吃奶。宝宝满月后，要有 3 小时的喂奶间隔，一次尽量让宝宝吃饱一点，让宝宝多睡觉。宝宝 2 月龄时，减少夜间喂奶的次数。宝宝 4 月龄时，可以夜间不喂奶。夜间宝宝的生长激素分泌相对旺盛，不吃夜奶，可以让宝宝睡得更好，身高长得更快一些。什么时候停夜奶，需要根据宝宝的具体情况而定，不可强求。不过，宝宝越早停夜奶，夜间睡眠的质量会越高，这对长高是很有利的。

宝宝月龄越小，需要的睡眠时间就越长。3 月龄以下的宝宝，一天的睡眠时间为 16~18 小时。随着宝宝月龄的增加，睡眠时间会逐渐缩短。3 岁的孩子，一天的睡眠时间最好为 10 小时。小学生一天的睡眠时间最好保障 9 小时，中学生的睡眠时间最好保障 8 小时。孩子一天睡眠的时长，有很大的个体差异。3 岁以上的孩子，家长首先要努力保证孩子夜间的睡眠时间，白天午睡时，生长激素一般很少分泌。白天午睡的时长不要太长，以免孩子养成夜间晚睡的习惯。

影响孩子夜间睡眠质量的因素有：晚餐吃得过饱、睡前剧烈运动、睡前情绪激动、睡前喝奶、睡前吃零食、睡觉开小夜灯、睡眠环境气温太冷或太热、睡觉穿衣太多、维生素 D 缺乏、钙营养不良等。

因此，想让孩子睡眠质量好，孩子晚餐不要吃得过饱、太咸，晚餐不要吃太多高蛋白质类食物，晚上 7 点半之后不要吃任何食物，最好也不要喝太多水。睡前不要让孩子看容易兴奋的电视节目，卧室温度在 22°C 左右为宜，卧室光线要暗，穿吸汗的薄睡衣，等等。

孩子睡眠情况不佳是让很多家长头疼的问题，良好的睡眠习惯需要从小养成，家长的榜样作用非常重要。从晚餐时间到孩子上床睡觉，家长要把孩子的活动日程记在心里，并督促和帮助孩子在每个时间段完成相应的事情。这对很多忙碌的家长来说都是一种挑战，尤其是对喜欢熬夜的家长更是一种自我管理和生活方式的改变。

为了孩子长高，家长需要及时调整全家的生活方式，把孩子晚上早睡觉放在重要位置上，等孩子睡着了，再忙自己的事情。

案例 36　睡得好，长得高

小松是个男孩，出生时只有 47 厘米，比平均出生身长少了 3 厘米，处于身高标准第 3 百分位数的水平。妈妈希望小松将来可以长到 175 厘米。

妈妈从书上了解到，睡眠有利于孩子长高，所以妈妈从孩子出生起就特别注重小松的睡眠。妈妈不论白天还是晚上从来不会把小松从睡眠中唤醒喂奶，即使有时候小松晚上连续睡了 5 个小时以上也是如此。

妈妈一般要间隔 3 个小时才给小松喂奶，每次小松吃得饱，睡觉的时间就长。

妈妈嘱咐家人，尽量少抱孩子，让小松多趴、多翻身、多爬、多站、多走，尽量多做运动，小松玩累了，自然也就睡得香了。

在每天充足的睡眠中，小松慢慢长大了。小松每年的身高增长值都在正常范围的平均值以上。

小松养成了早睡的良好习惯让全家人都无比轻松。每天晚上，小松到 9 点就开始犯困了，9 点半就睡着了，一夜睡到天亮自然醒。在上学期间，小松晚上睡觉不用催，早上起床也不用叫。小松初中毕业的时候，身高已经长到 170 厘米，骨龄 13.5 岁。骨龄身高水平达到第 90 百分位数，和妈妈对小松的期望值一致。

> **蒋老师的叮嘱**
>
> 充足且优质的睡眠对提升身高生长速度有很好的辅助作用，家长要尽量为孩子营造早睡的环境，并培养早睡的习惯。睡眠情况和孩子的神经类型有关，神经兴奋性较高的孩子，需要的睡眠时间较短。

运动和睡眠促进长高的效果评价

适宜的运动和充足良好的睡眠可以帮助孩子长高。家长担心的事情往往是孩子不爱运动或存在睡眠问题会影响孩子长高。那么怎样知道家长的担心是否多余呢？很简单，测量和计算孩子的身高增长值就可以了。

如果孩子的身高增长值达到了正常值，例如3岁以上的孩子，每年身高增长值达到5~7厘米、每月身高增长值达到0.5厘米，就说明包括运动和睡眠在内的环境因素没有阻碍孩子的身高生长速度，家长就不用太担心。

如果孩子的身高增长值明显慢了，除了运动和睡眠，还有可能受饮食、营养素、情绪等的影响，这需要进行充分观察、监测，并进行综合分析。

CHAPTER 7

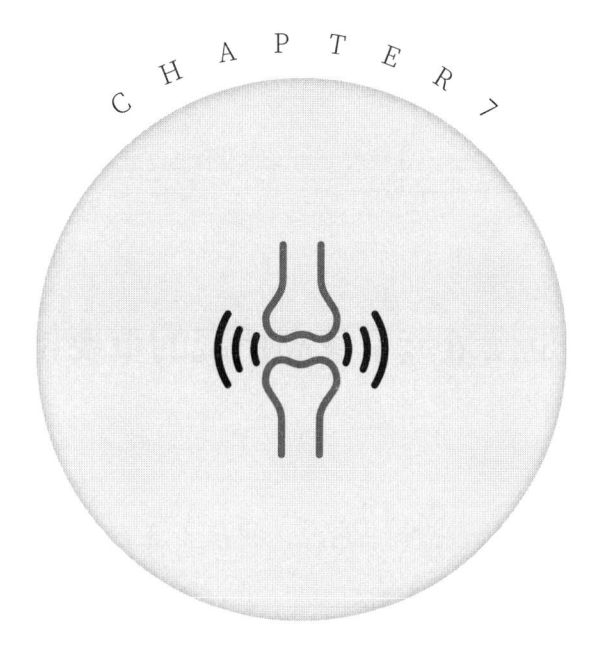

第七章

读懂骨龄密码

蒋老师讲：评价骨龄的要点问题

骨龄是衡量孩子身高情况的重要指标

经常听到有家长忧心忡忡地说，我孩子8岁了，在班上同学中个头最矮，以后是不是长不高了啊。也有家长说我女儿才9岁，已经145厘米了，是班上最高的孩子，将来会不会长得太高了？

关于身高的逻辑关系，绝大多数人是用年龄来衡量身高水平的。这样的衡量方法没有错。

可是，家长们可能没有关注到，同年龄、同性别的孩子比身高，是基于一个基本假设的，那就是所有孩子身高停止生长的年龄是一样的。很多家长认为，男孩可以长到18岁、女孩可以长到16岁。

但是，家长们都看得见的现象是，每个孩子身高停止生长的年龄是不一样的。而且，很多家长无法提前预知孩子到什么年龄身高就不长了。

既然年龄无法作为关键参数来客观评价孩子的高矮，那么，是否还有其他参数可以客观准确地评价孩子的身高呢？有的，这个参数就是骨龄。骨龄和年龄，都是用来衡量孩子大小的参数。年龄的增长，所有的孩子都一样。时间过一年，所有孩子的年龄都增长1岁。

骨龄就不一样了，顾名思义，骨龄就是骨骼的年龄，而身高是骨骼的高度。骨骼增长的同时，骨龄也在增长。每个孩子每年增长的身高是不一样的，每个孩子每年增长的骨龄也是不一样的。有的孩子的骨龄一年仅仅增长0.5岁甚至更少，有的孩子的骨龄一年却增长2岁甚至更多。由于每个孩子每年增长的骨龄多少不一样，因此每个孩子的骨龄也就不一样了。一个8岁的孩子，他的骨龄可能正好8岁，也有可能只有6岁，或者已经10岁了。

衡量孩子身高，我们用骨龄评价才客观准确，用年龄评价身高是不准确的。因此，骨龄的最大用途，就是评价一个孩子真实的年龄大小。确定了孩子的年龄大小，才能知道孩子真正的高矮。

骨龄和身高生长潜能的密切关系

孩子还能长多少身高，是家长们非常关注的内容。

我接诊过很多身高已经停止生长的孩子和家长，家长往往无法接受孩子已经失去长高机会的现实，孩子才十几岁，怎么就不长了呢？

其实，一个孩子的身高还有没有生长潜能、还有多少身高可长，从手骨片上都是能够比较明确地看出来的。

当一个孩子的手骨片上所有的成长板都融合了，孩子的身高基本也就停止生长了，这时候男孩的骨龄一般为16岁、女孩的骨龄一般为14岁。

当一个孩子手指尖的成长板都融合了，其他部位的成长板还没有融合，这个孩子的平均身高生长潜能一般只有5厘米了，这时候男孩的骨龄一般为14岁，女孩的骨龄一般为12岁。

有些家长的经验是，女孩一旦有了初潮，身高基本上就不长了。也有些家长觉得，自己当年初潮后，身高还长了很多，因此认为孩子初潮后，身高还会继续生长。

我们国家大多数女孩初潮的骨龄是11.5~12.5岁，平均出现初潮的骨龄是12岁。女孩初潮时的骨龄不同，初潮后女孩的生长潜能也不一样。如果女孩出现初潮时，骨龄12岁，那么剩下的平均生长潜能是5厘米。

孩子一旦进入青春期，身高生长基本上进入倒计时状态。女孩一般在骨龄9.5岁进入青春期，平均身高生长潜能为20厘米。男孩一般在骨龄11.5岁进入青春期，平均身高生长潜能为23厘米。

在没有进入青春期之前，也可以根据孩子的骨龄，估算孩子的平均身高生长潜能。比如，骨龄7岁的男孩，平均身高生长潜能为48厘米左右。骨龄6岁的女孩，平均身高生长潜能为40厘米左右。

因此，骨龄的重要作用之一是，它可以了解孩子的身高生长潜能。孩子当前的身高加上生长潜能，就是孩子按照生长发育规律的未来的成年身高。例如，一个男孩现在的身高是140厘米，骨龄11.5岁。男孩11.5岁的骨龄，还有23厘米的平均身高生长潜能。那么，这个男孩按照平均生长发育规律，未来的成年身高是140+23=163（厘米）。

根据期望身高，家长们就能知道孩子的身高生长潜能，未来是否需要增加，需要增加多少厘米。例如，上面举例的这个男孩，如果期望身高是170厘米就意味着当前23厘米的平均身高潜能需要增加到170−140=30（厘米）。

根据孩子的身高和骨龄也能知道需要增加的身高生长潜能是否能实现，需要选择什么样的方法来实现。还是上面这个案例，如果期望身高是180厘米，就意味着需要把23厘米的平均身高生长潜能增加到180−140=40（厘米）。这样身高管理难度就比170厘米的期望身高大多了，选择的干预方法可能也要更强一些才行。

怎样评价骨龄

经常有家长拿着孩子的手骨正位片，请身高门诊的医生帮忙评价孩子的骨龄，在不同的医院评价，结果得出的骨龄相差甚远，家长不知道究竟哪个结果准确。

评价孩子的骨龄，有几个关键步骤

第一个步骤
要拍出清晰的、大小和形状合适的左手正位X光片。

第二个步骤
选择合适的骨龄评价标准。

第三个步骤
评价骨龄。

以上三个步骤，任何一个步骤做得不到位都会影响骨龄评价结果。

第一个步骤，评价骨龄需要拍摄手骨正位片才行，不能是侧位片。从手腕部到手指尖，都需要曝光均匀，手骨清晰，不能模糊和晦暗。片子上手骨的大小需要和孩子的手一样大。如果放大了，手骨会模糊；如果缩小了，手骨会看不清楚。

拍片时，孩子的手臂和手掌必须放在同一个平面上，手臂不能抬起，否则手腕部的骨骼会有重叠，影响骨龄评价。

拍片时，孩子的手指要适度分开，大拇指和食指分开的角度为30度，其余四指分开的角度为15度。如果拍片时孩子的手指并在一起，手骨旋转的角度有变化，也会影响骨龄评价。现在有些手骨拍摄的仪器，在孩子放置手的地方，设计了手臂和手指正确摆放的凹槽。孩子只要把手臂、手掌和手指贴在凹槽里，就能拍出标准形状的手骨片，方便进行后续的骨龄评价。

我经常给准备带孩子去拍手骨片的家长发一个手骨片的样板，

请家长拿着样板给放射科拍片的医生看一下，可以把它作为拍摄参考，这样的方法好像能拍出更好评价骨龄的手骨片。因此，家长带孩子去拍手骨片之前，可以教会孩子正确的手部摆放方式，以免因为拍摄的方式不合适，需要重新拍摄，造成麻烦。

手骨片这样拍

第二个步骤是选择骨龄评价标准。

我们国家现在各个医疗机构用的骨龄标准分为两类：一类是国内的标准，一类是国外的标准。国内的标准有中华05标准、TW-C标准、RUS-CHN标准。国外的标准有TW-2标准、TW-3标准、G-P图谱标准。

从评价方法来分，一类是手部的各个骨单独评价的比较精准的标准，一类是手部所有骨综合评价的比较粗略的标准。用 TW-C 标准、中华 05 标准、RUS-CHN 标准、TW-2 标准、TW-3 标准评价得出的骨龄，一般是比较精准的骨龄结果。用 G-P 图谱或者其他手骨图谱评价的骨龄一般是比较粗略的。

家长们拿到孩子的骨龄评价报告后，首先一定要在报告单上找到骨龄的结果。如果骨龄结果是几点几岁的骨龄（例如，骨龄 6.8 岁），精确到小数点后一位的骨龄结果，或者是几岁几个月的骨龄（例如，骨龄 8 岁 4 个月），都是比较精准的骨龄结果，这样的骨龄结果才能用于孩子的身高管理，才能知道孩子一年时间的骨龄具体增加了多少。

如果骨龄结果报告单上有 R 系列骨龄和 C 系列骨龄，家长们看 R 系列骨龄就可以了，C 系列骨龄可以忽略。

选择了骨龄评价标准后，就进入到第三个步骤，也就是具体的骨龄评价过程了。

下面重点介绍一下各个骨单独评价的方法。

手部有各种骨头，比如，手臂延伸到手腕部的桡骨和尺骨、手掌的五根骨头、靠近手掌的五节指骨、手指尖的五节指骨、手指中间的四节指骨。由于各个骨头的发育程度有所不同，所以，如果用整个手的一张标准图谱来评价的话，误差会比较大。

但凡需要精准评价骨龄，都需要用各个骨头单独评价骨发育等级的方式，简称为 TW 方法。精准骨龄评价的方法，需要对照各个骨头的图谱，对手腕部、手掌部、手指部一共十几个骨头的骨骺进行发育等级的评价，各个等级赋予相应的骨龄分，不同的骨龄分再换算成相应的骨龄。这样才能得出小数点后一位的精准骨龄评价结果。

从上面的描述，家长们可能感觉到了，这是比较复杂的过程，需要相应标准的图谱，需要一定的时间，还需要相应的软件工具帮助。即使是非常熟练的工作人员，借助软件的帮助也需要一定时间才能完成一张手骨片的评价。

骨龄需要长期监测

孩子3岁以后，可以每年过生日的时候给孩子测骨龄。孩子进入青春期之后，可以每半年给孩子测骨龄。

每次的骨龄评价结果，只能说明孩子当时的骨龄大小、骨龄身高水平的高矮、对应的成年身高，而无法说明未来的骨龄和身高情况。家长们都明白，孩子的年龄是不断长大的，过一年长1岁。孩子的身高也是不断长高的，一年身高增长几厘米，需要测量才知道。

骨龄是衡量孩子身高的关键指标，也是需要每年监测的。女孩骨龄小于9.5岁、男孩骨龄小于11.5岁，都属于青春期前的孩子，这个阶段的孩子骨龄发育速度较慢，平均一年增长1岁。

如果孩子体重增长超过一年2千克,可能有骨龄加速发育的风险。

如果希望孩子实现期望身高的可能性增加，最好控制骨龄发育速度一年增长小于1岁。

当孩子半年时间体重增长超过2千克时，最好带孩子测骨龄，了解骨龄发育是否加速。

一旦女孩出现乳房发育、男孩出现睾丸增大，这些特征就意味着未来孩子的骨龄可能会加速发育，最好每半年带孩子监测一次骨龄。

当女孩骨龄达到9.5岁、男孩骨龄达到11.5岁时，未来孩子的骨龄会加速发育，最好也每半年带孩子监测一次骨龄。

女孩骨龄12岁时、男孩骨龄14岁时，平均身高生长潜能为5厘米。如果家长估计孩子肯定能长到期望身高时，就可以停止测骨龄了。

家长可以从网上下载一个骨龄身高曲线图，也可以从蒋老师的图书中获得，每次都去同一家机构用同一个标准评价骨龄。根据孩子每次骨龄评价结果和身高测量值，在曲线图上描点和连线，就可以清楚地知道孩子的生长曲线是否符合家长的期望。设定了期望身高的目标、了解了孩子的现状，就知道下一阶段应该怎样做了。

家长可以在专业人员的帮助下，设定孩子每个阶段的身高目标和骨龄目标，身高目标要设定需要增长的最低值，骨龄目标要设定不能超过的最高值。

在孩子的成长过程中，定期监测骨龄和身高，家长就可以随时掌握孩子的生长发育状况，做到心中有数；再根据监测结果采取相应的管理方案，就不会耽误孩子长高的最佳时机，实现期望的概率就会大幅增加。

案例 37　持之以恒监测骨龄，帮助孩子实现理想身高

小李生了女儿之后，就开始给孩子做身高管理了。他们算了孩子的遗传身高是 158 厘米。小李丈夫的身高不到 170 厘米，小李的小姑子和婆婆身高都不是很高。小李希望女儿将来能长到 165 厘米，却也很担心遗传因素给孩子带来负面影响。

在孩子出生后的头三年中，小李按照蒋老师图书所讲的方法，避免对孩子过度喂养，同时保证那些助力长高的奶、蛋、肉等食物吃够量，把维生素 AD 滴剂和钙剂补充好。

每个阶段，孩子的身高增长都达到了平均值，体重增长一直都没有超过平均值。

等到女儿 3 岁时，小李带孩子测骨龄，果然骨龄只有 2.3 岁，身高 96 厘米，骨龄身高是处于第 50 百分位数的平均水平，对应的成年身高是 158 厘米。

此后，每年孩子过生日时，小李都会记得带孩子测骨龄。孩子的骨龄身高水平逐渐提高，到骨龄 10 岁时，孩子的身高长到了 148 厘米，达到了第 90 百分位数的水平，对应的成年身高是 165 厘米。

此后，小李对女儿的身高管理就是保驾护航了，维持这样的骨龄身高水平不下降就可以了。在具体做法方面，小李参见了蒋老师

的图书，按照书里介绍的方法做，遇到不明白的地方就咨询医生。

后来，小李每半年带女儿监测一次骨龄，到孩子骨龄 12 岁时，身高已经长到 163 厘米了。小李觉得实现期望身高肯定没有问题，就停止带孩子测骨龄了。小李女儿的身高最终长到了 169 厘米，超过了小李的期望值，也超过了孩子爸爸的身高。

> **蒋老师的叮嘱**
>
> 定期监测和干预骨龄，能减少遗传对孩子身高的不利影响，让家长对孩子将来的成年身高心中有数。

案例 38 没有延缓骨龄，错失身高

小兰在儿童保健科工作，了解了关于身高管理的重要性，所以每年都给儿子测骨龄，从孩子 7 岁开始，已经连续测了 5 年了。

小兰心中的目标是希望儿子将来达到 176 厘米的身高，可是小兰却没有在意这个身高对应的是处于骨龄身高标准第 75 百分位数的水平，而不仅仅是正常身高，其实还需要家长付出更多的努力。

小兰的儿子 7 岁的时候，身高 128 厘米，在班里属于个子较高的孩子。可是孩子的骨龄是 7.8 岁，按照骨龄身高百分位数曲线中，骨龄对应身高处于第 50 百分位数的水平，也就是平均水平，对应的成年身高是 172 厘米。

小兰的儿子在成长的过程中，身高长得很快，体重长得更快，每年的骨龄增长值都超过了1岁。

小兰只是每年给孩子测骨龄，眼看着孩子的骨龄比年龄大得越来越多，却没有采取干预措施。

等到孩子12岁的时候，骨龄已经14.2岁了，身高是166厘米。虽然孩子在班上还是中等偏上的个子，但是身高生长潜能不到5厘米了。

> **蒋老师的叮嘱**
>
> 监测骨龄的目的是实现期望身高，而不仅仅是判断孩子是否正常。当孩子的骨龄身高水平低于期望身高时，家长要及时请专家帮忙分析原因，寻找解决方案。如果当孩子的骨龄身高水平和期望身高有差距的时候，及时采取合适的管理方法，孩子是很有希望实现期望身高的。

这样理解骨龄的生长

一个孩子从小到大，身高能长多高，取决于两个关键因素：一个是身高生长速度，一个是骨龄生长速度。以男孩为例，骨龄长到16岁，身高生长基本就停止了。因此，男孩骨龄16岁时的身高，基本上就是他的成年身高，不会有太大数据上的差距。

一个孩子能长多高呢？我们平时看到很多的现象是，父母高的孩子，一般长得比较高；父母矮的孩子，一般长得比较矮。这些是人们谈及身高的固有思维，常会影响家长认知。但是，我们也会在人群中看到一些相反的情况：父母长得高的孩子，并没有长得很高；父母长得矮的孩子，也有长得挺高的。

那么，我们如何在生活中判断遗传对孩子身高的影响有多大呢？我用汽车的油耗来举个例子，帮助家长们更好地理解。

汽车生产厂家的研发工程师在设计每一款汽车时，油耗有高、有低。例如，有的车消耗16升汽油可以跑180公里的路程；有的车消耗16升汽油只能跑165公里的路程，这是汽车在出厂之前就设计好了的。

我们可以把汽车所设计的油耗高低之分，看成是孩子的遗传身高。遗传身高比较高的孩子，相当于低油耗的汽车，用16升汽油，可以跑175~185公里的路程。遗传身高比较矮的孩子，相当于高油耗的汽车，用16升汽油，可能连170公里的路程都跑不到。

但是，设计好的汽车的油耗，和实际开车过程中的油耗，可能会有出入和变化。这些变化和开车人的驾驶习惯、对车的保养程度、路况、车损情况等都有关系。

一辆出厂设计为低油耗的汽车，可能会因为经常猛踩刹车和油门的驾驶习惯、经常行驶在拥堵的路段、车子被撞受损、没有及时更换机油、长期不做保养等因素，增加这辆汽车的油耗，使得一辆原本用16升汽油能跑180公里以上的车，只能跑170公里，甚至只能跑165公里。这就好比一些遗传身高比较好的孩子，因为营养不良、睡眠不足、运动不够、情绪不佳、疾病、肥胖、骨龄发育过快、疏忽生长发育监测等因素，最后的成年身高远低于遗传身高。

一些出厂设计为高油耗的汽车，也可能因为良好的驾驶习惯、经常行驶在通畅的路段、车子没有受损、及时更换了机油、保养得当等因素，使油耗降低，用16升汽油最后能跑180公里，远远超过原本16升汽油只能跑170公里的出厂设计。这就好比一些遗传身高比较矮的孩子，因为合理营养、充足睡眠、适当运动、情绪愉悦、防治疾病、延缓骨龄、加强生长发育监测等因素，最后的成年身高远超遗传身高。

由此可见，遗传对孩子身高的影响，也就是遗传身高，好比一辆汽车出厂设计的理论油耗值。如果希望这辆车在实际使用过程中达到真正的低油耗状态，也就是用比较少的汽油跑更多的路程，就需要保持良好的驾驶习惯、避免车损、及时保养车辆、及时检修车辆、及时更换被磨损的零部件、及时更换机油、少走拥堵路段和路况差的道路等。

身高管理其实和我们日常开车过程中对汽车的保养和使用方式有些类似。通过观察汽车的油表、速度表、里程表，我们可以了解汽车的油耗、车速、已经跑的公里数。这就相当于我们要给孩子定期做好生长发育监测，了解孩子每个阶段的身高、体重、骨龄的生长发育速度和水平，一旦发现生长发育出现偏离，就要及时寻找原因、及时干预。这个过程就好比我们通过汽车的仪表盘，可以发现汽车的问题，及时排除故障、解决问题。

在开车过程中，我们要尽量避免选择拥堵的路段，多走平坦的高速公路，以便达到低油耗走更远路程的状态。这就相当于在孩子成长的过程中，要营造良好的有利于长高的成长环境、合理饮食、补充适宜的营养素、充足睡眠、适宜运动。

汽车使用过程中，一旦发现车有磨损，要及时更换相应的零部件、及时更换机油。孩子成长过程中，一旦出现影响生长发育的疾病，如矮小症、性早熟、肥胖等，需要及时诊治疾病，使疾病对身高的影响降到最低。

为了让汽车达到低油耗的目标，还需要有良好的驾驶习惯，尽量平稳驾驶，不要频繁踩刹车和油门，注意交通安全，这样可以降低油耗和车损的风险。在孩子成长过程中，父母的养育方式和行为，会影响孩子的情绪。家庭和睦、氛围轻松、家长对孩子高质量的陪伴、经常表扬和鼓励孩子、耐心教育，孩子就容易情绪愉悦，而良好的心情更有利于孩子长高。

无论出厂设计是高油耗还是低油耗的汽车，如果开车的人希望达到利用 16 升汽油跑 180 公里的低油耗目标，就不能那么随意驾驶，必须小心呵护汽车。这就如长高这件事，无论遗传身高水平高低，如果家长希望孩子将来实现理想的成年身高，必须做好身高管理。

家长要根据期望身高，计算孩子每个阶段的百公里油耗，也就是每半年或者一年平均每岁骨龄需要增长的身高。通过为孩子营造合理饮食、补充适宜营养素、充足睡眠、适当运动、良好情绪、控制体重、防治疾病等良好的成长环境，培养孩子良好的饮食习惯、睡眠习惯、运动习惯，建立健康的生活方式，保障孩子在每一成长阶段达到正常的身高生长速度和适宜的骨龄发育速度，定期监测身高、体重、骨龄这三个和成年身高密切相关的关键指标，并及时评价管理效果。最终的目标则是在孩子成长板闭合之前，用有限的骨龄长出家长和孩子期望的身高。

第八章

体重影响骨龄的奥秘

蒋老师讲：体重对孩子身高的主要影响

体重对于儿童身高管理的意义

体重是非常重要的健康指标，也是儿童体格生长发育的关键指标之一。我们先来了解一下构成一个人体重的成分。

体重是称量值，一般以千克为单位，凡是身体有重量的部分都是体重的组成成分。我们来细细数一下：毛发、皮肤、骨骼、肌肉、内脏、血液、体液、脂肪等，这些都是组成体重的内容。

划分得粗略一些，体重的组成可以分为脂肪组织和瘦体重组织（去脂体重）两大类。

儿童在生长发育过程中，骨骼要增长，内脏要长大，肌肉不断发达，皮下脂肪和内脏脂肪逐渐增多，血液和体液也在增长，身体各个部分组织器官的体积和重量增加，都会使得体重不断增加。因此，体重是反映健康的重要指标。

我们先来通过下表简单了解一下孩子各年龄段身高和体重增长

的正常值。

儿童各年龄段体重和身高的增长值表

年龄段 / 岁	体重正常增长值 / 千克	身高正常增长值 / 厘米
0~1	6~7	25~27
1~2	2~3	11~13
2~3	1.5~2.5	7~9
3 岁以上青春期前	1~2	5~7

从上面儿童各年龄段体重的增长值可以看出，身高增长迅速的时候，体重也增长较快。身高增长缓慢的时期，体重的增长也比较少。

构成体重的成分中，脂肪的比例是一个非常值得关注的指标。**儿童出生后，脂肪细胞的数量迅速增加、体积相应增大。婴儿时期、5~6 岁阶段、青春期，是孩子出生后脂肪细胞数量迅速增加的三大关键时期，脂肪细胞数量的过度累积，为儿童将来发生肥胖增加了风险，也会增加将来减肥的难度。**因为在减肥过程中，脂肪细胞的体积可以变小，但是，脂肪细胞的数量很难减少。

人体的脂肪组织有维持体温、稳固内脏、缓冲外力撞击、调节内分泌等诸多健康作用。但如果身体的脂肪组织过多、体脂率过高也会引发一系列的健康问题，比如肥胖、慢性代谢性疾病、心血管疾病等，对儿童生长发育产生一定影响，会导致孩子骨龄发育加速，并增加性早熟的风险。

怎样判断孩子体重当中，脂肪组织的占比呢？ 最精准的方法是用仪器测量体脂率，但是测量时需要孩子配合，年龄小的孩子无法完成。比较粗略的方法是根据体型、体重增长值、运动情况进行简单判断。粗壮体型、体重增长快、运动少的孩子，体脂率高的可能性较大。

由于体重包括了脂肪组织和其他肌肉、内脏、骨骼等瘦体重组织，因此，当孩子体重偏低或过高时，家长首先不要焦虑，可以简单分析一下，是不是脂肪组织少导致的体重低？或者是否瘦体重组织较高导致的体重数值高呢？这两种情况对健康的损害是比较小的。

有的家长得知自己的孩子营养不良就焦急万分，听医生说孩子肥胖就想着减肥，这样做可能会增加焦虑。

其实，营养不良有三种情况：一种是根据年龄评价体重过低，称为低体重；另一种是根据身高评价体重过低，称为消瘦；还有一种是根据年龄评价身高过低，称为生长迟缓。

对远期健康损害较大的是最后一种生长迟缓的营养不良，因为可能会影响孩子的成年身高。

体重对儿童健康的不良影响，主要是过多的脂肪组织导致体重增加所致。

骨龄受哪些因素影响

骨龄是反映儿童生长发育状况最客观的年龄。年龄是相对于时间年龄的。每个足月出生的孩子的时间年龄都是一样的。时间过去一年，每个孩子的年龄都增长 1 岁。骨龄就不一样了，同年龄同性别的孩子，骨龄很可能是不一样的。因此，骨龄是每个孩子特有的。

评价一个孩子的骨龄，需要从多个方面入手。

首先是评价骨龄和年龄的关系，骨龄比年龄大 1 岁是早长，骨龄比年龄小 1 岁是晚长，还可以评价骨龄比年龄大 2 岁或小 2 岁是显示骨龄发育异常。家长们需要明白的是，骨龄发育异常不一定代表有疾病。例如，男孩骨龄 16 岁，身高生长基本停止了。如果孩子骨龄比年龄小 2 岁，那么就可能到 18 岁身高生长才停止。

其次，评价骨龄的另一个维度是评价骨龄的发育速度，通常以一年或者半年为周期，评价骨龄的增长值。定期评价骨龄的增长值是非常重要的，骨龄增长值的快慢，会导致骨龄比年龄大或者骨龄比年龄小。

家长们一定要注意，评价骨龄的增长值，一定要每次都用同一个骨龄标准精准评价骨龄，这样才能使数值有可比性。如果每次用不同的标准评价骨龄，或者每次拿到的都是模糊的骨龄结果，就无法准确评价骨龄的增长值。

骨龄反映的是儿童的骨骼成熟度。影响骨成熟度最重要的因素是雌激素，包括身体自产的内源性雌激素和通过饮食等途径获得的外源性雌激素。身体自产的雌激素包括性器官分泌的雌激素和脂肪组织转化的雌激素。儿童进入青春期后，性器官分泌的雌激素开始增多，自然骨龄发育会加速。

还有一个导致雌激素增加的因素是脂肪组织过多。脂肪组织中的芳香化酶会将身体中的雄激素转化为雌激素，因此，胖一些、体脂较高的孩子，骨龄发育速度也会较快，骨龄一般会大于年龄。反过来，体型偏瘦的孩子，体脂含量较低，骨龄发育速度会较慢，骨龄一般会小于年龄。

环境中其他来源的雌激素或者类雌激素，对骨龄发育也有影响，例如，大豆制品、生长期较短的黄鳝等水产品、容易使体重增加的甜食等高热量食物。如果孩子进食这些食物的频次和进食量较多，也可能促使骨龄加速发育。有些孩子频繁使用家长的化妆品，有些孩子误服家长的避孕药也会导致骨龄提前。

影响骨龄的另一个激素是生长激素。一般情况下，生长激素只可能分泌不足，不会分泌过多。当儿童生长激素缺乏或者部分缺乏时，骨龄发育缓慢，骨龄通常落后于年龄1~2岁，甚至更多。

如果儿童甲状腺激素分泌不足，会导致腕骨骨龄（C系列骨龄）发育落后于年龄。有一些甲状腺功能亢进的孩子，会出现腕骨骨龄发育提前的情况。

最后要提醒家长，儿童骨龄发育的状况同时也与孩子的营养状况、种族特征、遗传、个体差异有关。有些家长担心孩子弹琴会影响骨龄，至今还没有见到过这方面的资料，这种担心并没有理论依据。

体脂率和骨龄的关系

孩子的骨龄长得快，主要受雌激素的影响。雌激素高了，骨龄发育就容易加速。尚未进入青春期的孩子，不管男孩还是女孩，身体中雌激素和雄激素的浓度都是差不多的，都在比较低的水平。

身体中雌激素有两大来源，一个来自中枢，一个来自外周。

进入青春期的孩子，会由中枢发出指令，启动性腺轴，下丘脑分泌促性腺激素释放激素，垂体接到指令分泌促性腺激素，促使儿童性器官分泌性激素，增加青春期孩子的性激素水平。

来自外周的雌激素渠道，除了饮食中含有的雌激素以外，很重要的途径来自身体脂肪组织中的芳香化酶。芳香化酶会把身体里的雄激素转化为雌激素，导致雌激素水平增高，促进孩子骨龄加速发育。

因此，身体脂肪比例高的孩子，骨龄发育的速度会加快，骨龄容易超过年龄，就是早长。一般情况下，3岁以上的孩子，如果身体脂肪比例超过20%，就属于体脂率较高的状态了。

我做身高管理 30 多年的经验总结是：

当孩子的体脂率在 15% 左右时，骨龄和年龄增长的速度基本一致，年龄长 1 岁，骨龄也长 1 岁。

当体脂率超过 20% 的时候，骨龄发育的速度一般会超过年龄增长的速度，也就是年龄增长 1 岁，骨龄增长会超过 1 岁。

当体脂率在 10% 左右的水平，骨龄发育的速度一般会低于年龄增长的速度，也就是年龄增长 1 岁，骨龄增长会小于 1 岁。

这是从体脂率的水平来横向评价骨龄的方法。

另外，还有更重要的纵向评价的方法，就是定期监测体脂率的变化。当孩子的体脂率增加的时候，骨龄也会发育得快。当孩子的体脂率降低的时候，骨龄一般也会长得比较慢。

体脂率和家长眼中孩子的胖瘦程度其实不一定是吻合的。有些孩子看上去不胖，但体脂率却高达 20%。

体脂率的检测，应该去医院用专业仪器测量。体脂率是比较容易变化的，家长可以带孩子每隔三个月监测一次。

成长期的孩子，当体重的增长速度低于身高的增长速度时，或者当身高增长、体重维持不变时，体脂率一般都会降低。

3 岁以上的孩子，一年身高增长的正常范围是 5~7 厘米，一年体重增长的正常范围是 1~2 千克。如果孩子每年身高增长 7 厘米，体重增长 1 千克，这个孩子的体脂率会逐渐降低。如果孩子每年身高增长 5 厘米，体重增长 2 千克，这个孩子的体脂率会逐渐升高。因此，想要降低体脂率来延缓孩子的骨龄，就需要控制体重不增，或者控制体重的增长速度低于身高的增长速度，就可以了。

案例 39　长体重、长体脂、长骨龄，损身高

小钦是个6岁的男孩，妈妈对小钦的身体保健特别上心，除了幼儿园的常规体检以外，妈妈每年都会在小钦过生日的前后，带小钦去当地妇幼保健院的儿保科做一次全面体检。眼看小钦要上小学了，更要去做一次体检。

小钦6岁生日时，身高119厘米，处于中等偏上的水平，可以达到第50百分位数的水平。体重23.5千克，中上水平，可以达到第75百分位数的水平。体脂率17%。骨密度为 −1.2，骨密度的正常范围是 −2~+2，小钦的骨密度是正常中下水平。小钦的骨龄是6.3岁，按照骨龄的身高是处于第50百分位数的水平，对应的成年身高是172厘米。

妈妈希望小钦长得更高，最近一年来经常鼓励小钦多吃一点。而这一年小钦经常在家里上网课，运动量明显减少，进食量却增加了。

到小钦7岁时，一年时间，小钦的身高增长了7厘米，达到了一年增长5~7厘米的正常范围最高值。小钦的体重增长了4.5千克，是一年增长1~2千克正常范围最高值的2.3倍。体脂率飙升到22%，说明小钦增长的体重中，脂肪占比很高。骨密度减少到 −2.3，已经到了

正常范围最低值以下，说明小钦的钙营养状况在走"下坡路"。

最让妈妈郁闷的是，小钦的骨龄一年长了 2 岁。现在小钦年龄 7 岁，骨龄 8.3 岁，身高 126 厘米，骨龄身高水平只有第 10 百分位数，对应的成年身高是 165 厘米左右。

这一年时间小钦体重增长太多，体脂率随之上升，骨龄加速发育，导致对应的成年身高明显降低了 6 厘米。

蒋老师的叮嘱

在体检数据面前，家长才醒悟，从此对体脂率的意义有了更深的理解，对控制孩子的体重增长也有了更强的动力和决心，对实现孩子 180 厘米的期望身高更是有了明确的抓手。

案例 40　短期内体重加速增长，也会导致骨龄加速

小珊是个看上去比较苗条的女孩，小珊 7 岁时，妈妈开始对小珊进行身高管理，每月 8 号晨起给小珊准确测量身高和体重。每天按时给小珊补充营养素，同时每天都让小珊吃到足够的奶、蛋、肉，每天晚上安排孩子早睡觉，每天督促孩子做运动。

一年过去了，小珊的身高增长了 6 厘米，体重增长了 1.2 千克，骨龄增长了 1.3 岁。

小珊妈妈百思不得其解，女儿身材苗条，一年体重增长值也没

有超过正常范围，为什么骨龄会加速发育呢？

身高管理门诊的医生详细分析了孩子的数据，发现小珊7岁时的体脂率是20%，一年后的体脂率还是20%。这样的体脂率，骨龄发育速度很容易超过年龄增长速度。

医生再细细询问孩子一年来的成长过程，妈妈说刚开始管理的前半年，小珊的身高长了3.5厘米，体重却长了1.2千克。身高的增长速度是正常的平均水平，体重的增长值却是半年超过了一年的体重增长平均值。虽然小珊的体重增长过多，但是看上去仍然是苗条的身材。

爸爸觉得孩子体重长了是好事，妈妈认为体重控制很重要，后续就没有再督促孩子多吃了。一年的管理时间，小珊后半年的体重没有增长，但是前半年体重增长过多，加上本来体脂率较高，可能已经促使骨龄加速发育了。体重可以不增甚至减重，但已经长上去的骨龄却是无法逆转的。

从此，小珊妈妈对女儿的体重管理有了更深的心得体会。又一年过去了，小珊的身高增长了5.8厘米，体重增长0.8千克，体脂率降至15%，骨龄增长0.6岁。这样的身高管理情况，让妈妈无比欣喜，更加坚定了妈妈给孩子促进身高、控制体重、延缓骨龄的信心和决心。

蒋老师的叮嘱

在助力身高正常生长的前提下，控制孩子体重增长值、降低体脂率、延缓骨龄，是最简单有效的低成本、助力长高的管理方法。

案例41　瘦孩子的长高秘籍

小楠7岁，在家人眼里是个瘦小的女孩。小楠平时饭量不大，在餐桌上经常挑挑拣拣，选自己喜欢的口味和食物，被妈妈冠以"挑食"的帽子。

妈妈带小楠进行身高管理时，做了体成分检测，小楠的体脂率是11%。在身高管理门诊医生的指导下，妈妈看到小楠每月身高增长值都达到了0.5厘米的目标值后，逐渐消除了担心小楠因太瘦影响长高的焦虑，也慢慢接受了小楠体重不增长对骨龄延缓有利的知识，不再逼迫孩子吃饭，只是鼓励小楠每天吃完0.05千克肉和一个鸡蛋，喝上500毫升儿童配方奶。

身高管理一年下来，小楠的身高增长了6厘米，体重增长了0.8千克，骨龄增长0.5岁。骨龄身高生长速度达到12厘米（6÷0.5=12），而小楠需要达到的阶段性骨龄身高速度目标为8.5厘米。

蒋老师的叮嘱

如果按照这样的生长发育趋势，没有其他特殊情况，孩子将来长到165厘米期望身高的可能性非常大。

体型、体重对骨龄的影响

3岁以下的婴幼儿，不方便拍手骨片，一般也无法知道孩子的骨龄。这个阶段可以简单地用体型预估孩子的骨龄。

评价孩子体型的具体方法和步骤

第一步，准确测量孩子的身高和体重。最好采用"四定"原则给孩子测量身高和体重，即"固定测量日期、固定早晨起床后测量、固定测量工具、固定测量人员"。2岁以下的婴幼儿一般测量身长，家长可以在家中给孩子测量身长，实在不会测量，可以去医院测量。

第二步，获得我国"0~18岁儿童青少年身高、体重的百分位数值标准"。这个标准可以从网上下载，本书附录也有这个标准。

第三步，分别评价孩子身高和体重所处的百分位数值。根据孩子的性别，选择相应的男童评价标准或者女童评价标准。在标准表的最左侧一列，找到和孩子年龄最接近的那个年龄标准，再横向比较，看看孩子的身高和体重分别达到哪个百分位数值，找到对应的档位。

标准表的百分位数一共有7个档位，从低到高，可以分别当成3分、10分、25分、50分、75分、90分、97分，处于7个档位之间都是正常范围。

比如，一个2岁的男孩，身高是87厘米，体重是12.8千克。对照 2 岁的标准，身高第 25 百分位数和第 50 百分位数的标准分别是 86.2 厘米和 88.5 厘米。这个男孩的身高超过了第 25 百分位数的标准，不到第 50 百分位数的标准，这个男孩的身高就是第 25 百分位数水平。2 岁男孩体重的第 50 百分位数和第 75 百分位数标准分别是 12.54 千克和 13.51 千克，这个男孩的体重是 12.8 千克，超过了第 50 百分位数的标准，不到第 75 百分位数的标准，这个男孩的体重就是第 50 百分位数的水平。

第四步，评价孩子的体型。比较孩子身高和体重百分位数的高低，可以简单、快捷地把孩子的体型进行分类。

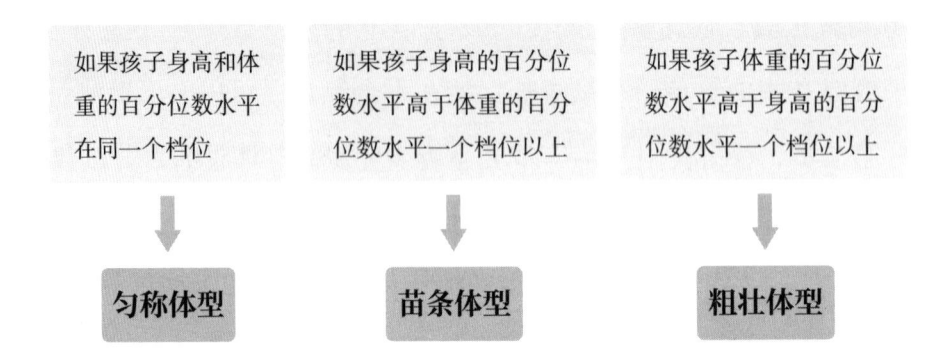

如果孩子身高和体重的百分位数水平在同一个档位	如果孩子身高的百分位数水平高于体重的百分位数水平一个档位以上	如果孩子体重的百分位数水平高于身高的百分位数水平一个档位以上
↓	↓	↓
匀称体型	**苗条体型**	**粗壮体型**

第五步，根据体型估测孩子的骨龄。

匀称体型的孩子，骨龄等于年龄的可能性比较大。

苗条体型的孩子，骨龄晚长的可能性比较大。

粗壮体型的孩子，骨龄早长的可能性比较大。

体型没有绝对的好坏之分，但是体型对骨龄是有明显影响的。骨龄晚长的孩子，身高生长的时间相对较长，身高生长潜能较大。

骨龄早长的孩子，身高生长的时间相对较短，身高生长潜能较小。

案例42　苗条体型可以赢得身高

小浩是个3岁的男孩，身高95.7厘米，体重12.8千克。对照我国儿童0~18岁儿童青少年身高体重百分位数值标准，小浩的身高是第25百分位数的水平，体重是第10百分位数的水平，是个苗条体型的孩子。

妈妈见小浩长得瘦弱，担心有什么健康问题，就带小浩去当地的妇幼保健院儿童保健科做了全面检查。

小浩的所有检查结果都在正常范围，骨龄是2.5岁。小浩95.7厘米的身高，2.5岁的骨龄，骨龄身高水平接近第75百分位数，对应的成年身高是175厘米；而第25百分位数的年龄身高水平对应的成年身高，只有168厘米。

蒋老师的叮嘱
孩子因为体型苗条、骨龄晚长，就可能多赢得几厘米的身高潜能。

骨龄的发育是一个不可逆转的单向成长的过程。在孩子成长的过程中，任何一个阶段体重增长过多，都可能使孩子骨龄发育加速。

底层逻辑是这样的，3岁以上到青春期之前的孩子，身高和体重生长进入增长缓慢的平台期，一年身高增长的正常范围是 5~7 厘米，一年体重增长的正常范围是 1~2 千克。5 厘米的身高增长值对应的是 1 千克的体重增长值。在我的身高管理实践中，经常可以见到体重增长过多，骨龄也加速发育。如果希望孩子一年时间，骨龄增长值在 1 岁以内，最好保持体重增长值不要超过 2 千克。

体重在短时间内增长过多，更可能使脂肪组织增加过多，促使骨龄增长加速。体重可以减轻，骨龄却不可能减小。因此，家长想要帮孩子延缓骨龄发育速度，需要至少每月测量一次体重，避免体重增长过多却没有及时发现。

案例 43　瘦孩子体重增长过多，也会导致骨龄加速

小唐是个匀称体型的男孩，家长带他来看身高门诊时，给人的感觉，这个孩子的骨龄大概和年龄一致。可是拍了手骨片评价骨龄后，结果出乎大家的意料，小唐年龄 11 岁，骨龄 12 岁，骨龄比年龄大了 1 岁。家长得知孩子骨龄早长也很吃惊。

家长告诉医生，小唐 10 岁的时候也拍了手骨片，骨龄是 9 岁。一年时间，小唐的骨龄增长了 3 岁，对于身材匀称的孩子来说，这不符合一般生长发育规律。

医生问家长，过去一年小唐的体重增长了多少。家长说小唐以前比现在瘦多了。过去一年孩子在家上网课的时候较多，大部分时候，

小唐都是依着自己的喜好点外卖。外卖味道较重，孩子的食量明显增加。在家期间，运动量却减少了很多，户外活动尤其不足。一年下来，小唐的体重增加了 7.8 千克。

蒋老师的叮嘱

定期监测孩子的体重和骨龄的增长数据，家长就会发现，瘦孩子体重增长多了，一样会导致骨龄发育过快。

案例 44　被体重毁掉了身高

小贝是个男孩，妈妈希望儿子将来长到 180 厘米。小贝一直长得瘦瘦小小，妈妈看着孩子的情况心里很焦虑。

从小贝 10 岁开始，连续监测骨龄已经 5 年了。可是妈妈发现，小贝和同龄孩子比起来，还是那么矮、那么瘦。

小贝妈妈感觉自己已经很努力了，每天督促孩子早睡觉，带着孩子一起做运动，每天让孩子吃了足够量的奶、蛋、肉，该补充的维生素 AD 滴剂和钙也补上了，怎么距离期望目标却越来越远了呢？

最近，小贝妈妈去了身高门诊咨询，医生详细分析了孩子的数据，才发现原来是孩子体重增长太快的缘故。

下面是小贝这几年的生长发育监测数据。

长高的密码

小贝的生长发育监测数据参考表

年龄/岁	身高/厘米	身高增长值	体重/千克	增长值	骨龄/岁	骨龄增长值/岁	骨龄身高生长速度比厘米/骨龄	骨龄身高水平百分位数	对应的成年身高/厘米
10	134.1		26.5		8.5			50	172
11	139.2	5.1	28.1	1.6	9.3	0.8	6.4	70	174
12	144.9	5.7	31.4	3.3	10.5	1.2	4.7	60	173
13	151.3	6.4	37.7	6.3	12	1.5	4.3	50	172
14	161.4	10.1	45.2	7.5	13.6	1.6	6.3	25	168

我们首先来分析一下小贝10岁时的情况。期望身高是180厘米，第90百分位数。按照10岁男孩的标准，小贝的身高是第10百分位数。小贝的骨龄8.5岁，骨龄的身高是第50百分位数。

小贝妈妈学习了身高管理的知识，开始关注小贝的饮食、营养素补充、睡眠、运动等各个影响孩子身高生长速度的因素，努力营造良好的成长环境，也取得了很好的效果。

青春期前的孩子，身高正常增长值是一年5~7厘米。青春期的孩子，身高正常增长值是一年7~9厘米。从小贝妈妈认真监测的孩子生长发育数据可以看出，小贝每年的身高增长值都达到了正常范围。从身高增长值这个指标看，妈妈对小贝的身高管理效果是很好的。这也是很多家长在管理孩子身高过程中的常见现象：对孩子身高的高矮和身高生长速度的快慢比较重视。

既然妈妈对小贝的身高管理在身高速度方面效果不错，为什么几年下来，小贝的骨龄身高增长水平下降了呢？问题就出在体重方面。

青春期前的孩子，体重的正常增长值是一年1~2千克。如果一年体重增长值超过 2 千克，体脂率就可能会升高。体脂增加是导致骨龄加速发育的重要因素。小贝 10~11 岁那一年，体重增长值没有超过 2 千克，骨龄增长值也没有超过 1 岁。从 11 岁开始，小贝每年的体重增长都超过了 2 千克，体重增长速度越来越快。

妈妈给小贝做的详细生长发育监测，让我们清楚地了解到，小贝的体重和骨龄增长的速度是同步的。正是因为体重过度增长，导致了小贝骨龄加速发育，降低了他实现理想成年身高的可能性。

为什么妈妈忽视了小贝体重的快速增长呢？主要是观念的误差。妈妈一直认为小贝太瘦了，周围亲戚朋友也都觉得小贝太瘦了，属于营养不良，所以长不高。这是很多家长的误区，也是不少家长耽误孩子身高的重要原因。由于认知的偏差，很多家长在希望孩子长高的时候，仅仅关注孩子身高要长得快，却忽略了骨龄发育的速度。有很多的孩子，尤其是瘦孩子都是因为体重增长过快而导致骨龄加速，而家长总是片面地看待孩子的胖瘦，忽略了孩子的体重增长值。

蒋老师的叮嘱

特别提醒那些瘦孩子的家长，千万不要只顾着促进孩子的体重增长。如果对孩子的未来成年身高有期望，就要做好身高管理，确定阶段性的骨龄身高速度目标，然后努力实现目标。

CHAPTER 9

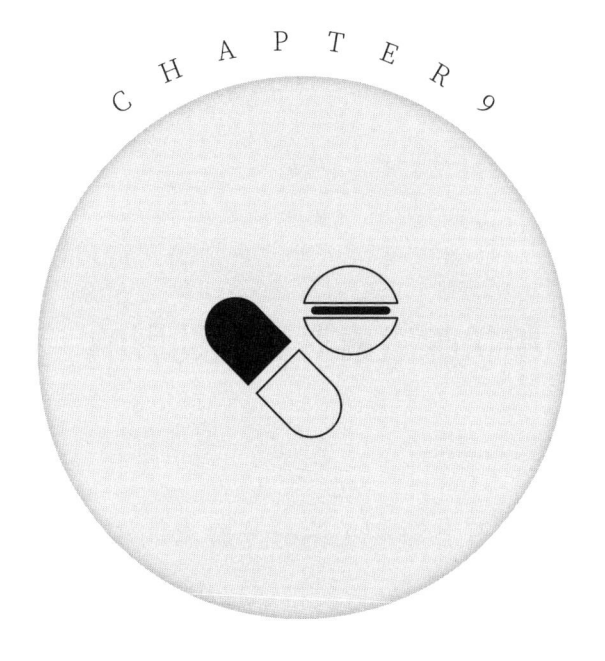

第九章

打针吃药对身高的
帮助有多大

甲状腺激素对身高的影响

身高的生长离不开各种相关内分泌激素的正常分泌和功效，甲状腺激素就是影响儿童生长发育的重要激素。

孩子刚刚出生的时候都需要做新生儿疾病筛查，其中一种重要的疾病是甲状腺功能低下症，简称"甲低"。

甲状腺激素对儿童最重要的作用是促进生长发育，它主要是促进骨骼、大脑和生殖器官的生长发育。因此，甲状腺激素缺乏的孩子会表现为身高矮、智力落后、骨龄小于年龄，尤其是腕骨骨龄明显比年龄落后。

有的孩子甲状腺激素轻微不足，没有达到影响智力发育的程度，但是，可能对身高生长有不良影响，表现为身高偏低、生长速度偏慢、腕骨发育明显落后。这种情况需要做血液甲状腺功能检测来进一步明确诊断。

甲状腺功能检测的主要指标是甲状腺素（T3、T4）和促甲状腺素（TSH），甲状腺素是甲状腺分泌的，促甲状腺素是垂体分泌的。如果 TSH 检测值偏高和 T3、T4 检测值偏低，说明存在甲状腺功能低下的可能。这种情况下，需要用甲状腺激素替代治疗，具体用法需要由内分泌专科医生根据儿童的具体情况而定。

案例 45　甲状腺功能不佳导致身高生长不良

小熙是个 7 岁的男孩，爸爸妈妈都是中等个子，小熙的遗传身高为 173 厘米。妈妈觉得小熙长得慢、身高矮、吃得少，就带小熙去了当地妇幼保健院儿保科看医生。

医生给小熙做了测量，小熙的身高 118 厘米、体重 19 千克。最近一年，小熙的身高增长了 4 厘米，体重增长了 1 千克。

医生评价了小熙的手骨片，腕骨骨龄（C 骨龄）4 岁，掌指骨骨龄（RUS 骨龄）6 岁，腕骨骨龄明显落后于年龄，也落后于掌指骨骨龄。

医生给小熙做了生长发育评价。小熙现在的身高水平处于第 10 百分位数，属于正常范围偏低水平。小熙的遗传身高是第 50 百分位数的平均水平，小熙现在的身高比遗传身高低了 2 个百分位数档位，这提示有可能存在影响孩子生长发育的相关疾病。

小熙的身高增长值低于一年 5~7 厘米的正常范围，这就提示有患某种相关疾病的风险。小熙的腕骨骨龄明显落后，结合小熙的身高生长缓慢的情况，需要考虑甲状腺功能低下的可能。小熙做了血液甲状腺功能检测，结果显示，小熙很可能有轻度甲状腺功能低下的情况。

家长按照医生的建议，给小熙用甲状腺素治疗。同时每天补充维生素 AD 滴剂和钙、锌，保障奶、蛋、肉的摄入，需要充足睡眠并做适宜的运动。

半年后，小熙的身高增长了 4 厘米，体重增长了 1 千克，身高生长速度明显加快了。复查甲状腺功能，显示出了治疗效果良好。又过了半年，小熙的身高增长了 3.5 厘米，体重增长了 1 千克，腕骨骨龄增长了 1 岁，掌指骨骨龄增长了 0.7 岁，一年下来，平均每岁骨龄增长身高 10 厘米。这些表明医生判断正常，治疗效果非常好。

> **蒋老师的叮嘱**
>
> 这个孩子身高偏矮、身高生长速度偏慢、手骨片的腕骨骨龄明显落后，即使孩子的智力发育正常，也需要考虑甲状腺激素不足导致的生长发育偏离。如果孩子是这种情况，后续家长可以根据内分泌医生的建议进行诊断和治疗。

生长激素该不该用

顾名思义，生长激素可以促进身高生长速度。身高的增长是骨骼增长。儿童在生长发育过程中,骨骼增长,身高就长高,骨龄也增加。

身体里面和身高密切相关的骨骼有脊椎骨、大腿骨和小腿骨,让长骨增长的重要激素是生长激素和雌激素。

青春期前的儿童,身体血液中雌激素浓度很低,这个时候,低浓度的雌激素会协同生长激素一起发挥促进身高生长的作用。

当孩子进入青春期以后,身体会自产雌激素,这时血液中雌激素的浓度就比较高了。高浓度的雌激素除了有促进长高的作用以外,更大的作用是加速孩子骨龄发育,会让成长板快速闭合,降低身高生长的潜能。

生长激素促进长高的重要作用有两方面,一是直接作用到成长板,促进软骨细胞生长,让骨骼增长。二是作用到肝脏,这也是生长激素的主要作用,促进肝脏合成胰岛素样生长因子,生长因子再作用到成长板,刺激软骨细胞生长,让骨头增长。当然,在骨头增长的过程中,骨骼会增长,骨龄也会相应增加。

说到这里,家长们一定明白了,如果儿童生长激素缺乏或者生长激素不足,一定会影响身高生长速度,具体表现为孩子生长缓慢,身高增长值低于正常值。

3岁以上的孩子,如果一年身高增长值不到4厘米,不管孩子身高水平是不是处于正常范围,这种情况我们一定要考虑生长激素的问题。一旦确诊为生长激素不足或者生长激素缺乏,这时最好听从医生的建议,尽快使用生长激素治疗。

如果孩子身高水平低于正常范围，而且身高生长速度缓慢，即使内分泌检查没有发现异常，也可以使用生长激素治疗，一般这种情况，叫作特发性矮小，也就是找不到原因的矮小症。

身高生长速度缓慢的孩子，越早治疗，药品使用就越少、越简单，效果也越好。说到效果，家长一定要每月固定时间，比如，在早晨起床后，给孩子准确测量身高和体重。这样可以相对准确比较一下，治疗后，身高生长速度是否有所提高，以便判断治疗效果。使用生长激素的前提是，孩子的身高生长速度低于正常范围。如用了生长激素，孩子的身高生长速度达到正常，就说明有治疗效果。

有些家长一听要使用激素就害怕，再深入了解得知，生长激素是需要每天注射的，就更害怕了，担心生长激素会有副作用。

家长不必谈激素色变。就像糖尿病患者需要用胰岛素一样，即使长期使用，大家也不会过度关注它的副作用，该用于治疗时还得用。用生长激素也是同样的道理，疾病该治还得治，况且生长激素的使用一般是短期的，以年为周期，使用超过10年的孩子是极少情况的，一般使用超过5年的孩子也不多。

孩子在使用生长激素之前，需要做血生化检查、颅脑核磁共振检查、B超检查，这是从安全的角度出发，排除孩子可能存在的不能使用生长激素的各种健康问题。在生长激素使用过程中也需要定期监测一些健康指标，预防健康风险。这些检查都是在避免和早期发现孩子使用生长激素过程中有可能出现的副作用。

有些家长会问医生，孩子用了生长激素，一年能长高多少厘米？或者将来能长多高？这个问题，其实也是医生很难回答的。每个孩子对药物治疗的敏感程度不同，治疗效果要用药之后才能知道。

家长可以每三个月进行一次评估，如果治疗后身高增长值比治疗前快，那就说明治疗有效果，值得继续治疗。在治疗过程中，一定要注意控制体重，避免体重增长过速。3岁以上的儿童，一年体重正常增长值为1~2千克。如果一年体重增长超过3千克，这种情况会加速骨龄发育，降低身高生长的潜能，也会增加药物剂量和治疗整体费用。

另外，身高增长快的孩子，一定要更加注意保持正确的坐姿、站姿、书写姿势、阅读姿势，以避免脊柱异常弯曲，同时，还要增加维生素AD滴剂和钙剂的补充量，促进骨质健康。

生长激素的剂型，分为每周注射一次的长效制剂和每天注射的短效制剂，还分为直接可用的水剂和需要溶解后使用的粉剂，还有国产和进口之分。不同的剂型，价格相差很大。治疗效果也有个体差异，要看孩子对药物的敏感程度，还要看骨龄延缓的程度及饮食、睡眠、运动等环境因素的情况。

案例 46　合理使用生长激素，帮助孩子长高

小琦是个男孩，39 周胎龄时出生，只有 45 厘米长、2.2 千克重，算是足月小样儿。

全家人铆足了劲养育小琦，一年下来，小琦的体重长了 6.5 千克，达到了正常增长值的平均水平，可是身长却只增长了 22 厘米，比 25~27 厘米正常增长值的最低值还少 3 厘米，属于生长迟缓了。妈妈抱着小琦去儿童保健科体检，医生检查后说孩子是营养不良的表现。

小琦到 3 岁时，身高 85 厘米，体重 10 千克，还是营养不良、生长迟缓。妈妈带小琦去儿科内分泌专科就诊，被诊断为矮小症。

即便孩子现在很矮、遗传身高也只是中等个，但妈妈还是期望小琦将来身高能达到 170 厘米。妈妈求助医生，如何才能实现孩子的身高梦想。

医生给小琦做了一系列详细检查，各项检测结果都没有发现异常，小琦被诊断为特发性矮小，也就是找不到原因的矮小。医生建议给小琦注射生长激素。全家人商量后一致决定，孩子太小，每天打针太受罪，先加强营养，也许来年就长快了呢。

又过了一年，小琦的身高增长了 3.2 厘米，体重增长了 1.5 千克。3 岁以上的孩子，一年正常的身高增长值是 5~7 厘米，一年体重的正常增长值是 1~2 千克。如果一年身高增长值低于 4 厘米，属于生长迟缓，可以基本确定是内分泌相关疾病了。

不管是哪种疾病，促进身高生长速度的方法都是合理饮食、充足睡眠、适宜运动、良好情绪、补充适宜营养素、疾病诊治。

眼看小琦和同龄孩子的身高差距越来越大，全家人最终决定给孩子用上生长激素。

使用生长激素的第一年，小琦的身高增长了10厘米，体重增长了4.5千克，骨龄增长了1.2岁。

进行简单的计算就知道，小琦一年10厘米的身高增长值除以一年1.2岁的骨龄增长值，计算出来的骨龄身高生长速度是7.8厘米。显然，小琦一年10厘米的身高生长速度被一年超过1岁的骨龄发育速度打折扣了。

要想实现170厘米的期望身高，小琦需要达到的骨龄身高生长速度，也就是平均每岁骨龄需要增长的身高是9.7厘米。小琦没有达到生长发育目标的主要原因是骨龄长得快了。如果小琦一年的骨龄增长不超过1岁，就达到目标了。

小琦的骨龄长得快，主要是体重增长过快导致的。妈妈以为小琦体重长得快，是健康状况好转的表现，没想到骨龄也跟着发育加速了。

小琦又用了一年生长激素，身高增长了8.5厘米，体重增长1.4千克，骨龄增长0.7岁，平均每岁骨龄增长的身高超过了10厘米，达到了生长发育目标。

经过几年的治疗实践，小琦妈妈深有心得体会。即使用了生长激素，也要保证孩子每天吃上足够的奶、蛋、肉，要补充维生素A、维生素 D、维生素 K2 和钙等营养素，还要让孩子有良好的睡眠质量和充足的夜间睡眠时间，也要带孩子多做运动。

更重要的是，每月要监测孩子的身高和体重，控制体重增长值在一年 2 千克以内。每年监测孩子的骨龄，控制骨龄发育速度低于年龄增长速度。还要计算平均每岁骨龄增长的身高值，进行效果评估。

> **蒋老师的叮嘱**
>
> 如果 3 岁以上的儿童一年身高增长值低于 4 厘米，就很可能需要用生长激素治疗，需要尽快带孩子去医院儿科内分泌专科就诊。如果孩子一年身高增长值能达到 5 厘米，说明孩子生长速度正常，提示生长激素分泌也是正常的，就可以暂时不用生长激素治疗，也可以先不用去医院做内分泌的相关检查。

延缓骨龄的口服药物

延缓骨龄的口服药物有中药和西药。

中医认为，骨龄提前发育的儿童多有阴虚火旺、肝郁化火、相火妄动、肾中阴阳失调等症状，女孩多有乳核出现、触痛、脾气急躁等症状。对症治疗的方法为运用滋肾疏肝法使儿童体内肾阳沉潜。滋肾疏肝法，可潜肾阳、疏肝气，以阴阳协调、调理肝脾为基本的调理方向，以滋肾、疏肝、化痰法为干预原则。

可以用来延缓骨龄的中药主要是滋阴平阳一类的药物，常用的剂型有汤剂、膏方、中成药三类。

中医讲究个性化辨证施治，一般而言，汤药是中药的传统剂型，可以根据孩子个体的特点、体质、脉象、舌象等因素调整中药方的组成、剂量、服用时间。但这种方法对中医医生的专业要求比较高，煎制汤药也需要技术和条件，孩子服用汤药的接受程度比较低，实际操作难度相对较大。

膏方是汤药的浓缩制剂，孩子服用时比汤药简单、容易些。但制作膏方需要特殊的设施设备，需要有条件的中医院才能制备。

中成药服用简单、方便，但中成药是按照既定的药方制备的，一般难以满足个体特质和辨证施治的需求。

家长给孩子选择汤剂、膏方、中成药中的哪一种或者哪几种，可以根据中医的建议、获取药物的方便程度、孩子对中药制剂的接受度等多方面的情况而定。一般来说，汤药起效快，中成药起效较慢。

用于延缓骨龄的常用中成药有知柏地黄丸、鳖芪口服液、大补阴丸、丹栀逍遥丸、龙胆泻肝丸、龟甲养阴片等。一般需要根据孩子的年龄、体态、舌象、脉象、体质类型等多方面的因素来选择一种或几种中成药。如果采用控制体重、饮食调控的方法都无法使骨龄延缓至目标值，家长就可以看专业医生考虑加上中药来延缓骨龄。

家长在决定给孩子用中药时，应该带孩子去看看中医，并明确告知中医，孩子需要延缓骨龄，请中医帮忙给孩子看诊，给出选择中药的建议。要提醒各位家长的是，要不要使用中药来延缓骨龄，由家长来决定。需要使用哪些中药，由中医专科医生来决定。

延缓骨龄的中药的用药时间，没有明确的期限。在使用中药期间，需要每年、每半年，或者每三个月拍一次手骨片评价骨龄。

使用中药期间，最好每隔半年或者一年，请中医医生给孩子检查，及时了解是否需要调整药方，以免长期服用一种药物造成阴阳失衡。

如果服用中药能获得合适的骨龄延缓效果，就可以继续服用。当骨龄身高水平的百分位数对应的成年身高，达到了期望身高，这时候家长可以选择暂时停止给孩子服用中药，并继续监测身高和骨龄。如果停药后，孩子的骨龄发育速度太快，已经和期望身高不匹配时，可以再根据医嘱使用中药。

如果使用中药不能获得合适的骨龄延缓效果，还可以跟医生沟通加上西药。

延缓骨龄的口服西药是芳香化酶抑制剂，作用原理是芳香化酶抑制剂可以抑制身体里面广泛存在于中枢神经系统、卵巢、睾丸、乳腺、肝脏、子宫、脂肪等组织器官中的芳香化酶，减少雄激素转化成雌激素的量，降低身体雌激素的浓度，从而延缓骨龄。

雄激素是雌激素的前体，雄激素在芳香化酶的作用下，可以转化成雌激素。身体中雌激素浓度高了，就会自然加速骨龄发育。

肥胖的孩子容易发生性早熟就是因为体内脂肪含量过高，脂肪组织中的芳香化酶把雄激素转化成雌激素过多，使得雌激素浓度过高导致的。有些肥胖的男孩出现乳房发育等女性化的征象也是雌激素浓度过高所致。

芳香化酶抑制剂的使用，需要由内分泌专科医生来决定。主要针对骨龄较大的青春期儿童、骨龄早长的肥胖儿童、通过控制体重和使用中药仍然无法将骨龄延缓到合适程度的儿童。使用这类药物的副作用是容易出现胡须、喉结、声音变粗等男性化的特征，因此男孩使用这类药物比较合适。

药物不是万能的

蒋老师经常被家长问到这些问题：
"听说生长激素可以帮助孩子长高，我家孩子能不能用啊？"
"我女儿的骨龄偏大，可以吃中药吗？"
"医生说我家孩子性早熟，打上抑制针就可以了吧？"
……

辅助长高的药物包括促进身高生长速度的药物和延缓骨龄发育速度的药物两大类，首先我们来了解一下提升身高生长速度的药物。

一般情况下，药物的作用是治疗某种疾病。在人们没有疾病的状况下，药物就不一定能起到明显治疗作用。这是基本的逻辑关系。

因此，孩子是否需要使用药物，首先我们需要了解孩子有影响长高的疾病吗？

有的家长可能会说："我不知道我的孩子是不是患有某种疾病啊，需要做什么检查来确诊呢？"

其实，判断方法很简单：影响长高的疾病，会让孩子长高的速度变慢，慢到不正常的状态。**比如，3岁以上的孩子，一年正常身高增长值是5~7厘米，低于5厘米就是不正常。青春期的孩子，一年正常身高增长值可以达到7~9厘米，低于7厘米就不正常了。**不正常的数值不一定说明孩子患有某种疾病，但至少需要考虑有患某种疾病的可能性，要进行进一步检查。

促进长高的药物可以用来治疗导致身高速度变慢的疾病，提升身高速度。所以，家长在决定孩子是不是需要用促进身高生长速度的药物之前，应该先明确孩子最近一年或者半年的身高生长速度。

3岁以上的孩子，如果最近半年身高增长值达到2.5~3厘米，这是很正常的身高生长速度，可以暂时不用考虑药物治疗来提升孩子的身高速度。

药物治疗生长迟缓，又称为替代治疗。意思是，当孩子自身生长激素不足或者缺乏，导致身高生长缓慢时，可以用外源的生长激素来弥补或者替代孩子自身的身高生长不足，让身高生长速度达到正常。

生长激素很难起到锦上添花的作用，当孩子身高生长速度正常时，即使用了生长激素，也难以促进增长值超过正常范围。这就像是一辆汽车，出厂设计的最高时速是 200 公里，再加大油门，也很难让它达到时速 250 公里。

我们再来看看延缓骨龄的药物。这类药物既有中药也有西药，都可以起到延缓骨龄发育速度的作用，只是作用机制不同而已。理论上，这类药物有延缓骨龄的作用，但是实际应用到每个孩子身上，骨龄被延缓的程度是不同的。有的孩子甚至在用药过程中看不到骨龄延缓的效果，因为随着孩子年龄的增长，骨龄本来就会自然增长。

处于青春期的孩子，大多数情况下，一年时间骨龄增长会超过 1 岁，我见过的青春期骨龄增长最快的孩子，一年时间骨龄增长了 3 岁。在这种情况下，有时候就分不清药物究竟对孩子的骨龄有没有起到延缓的作用了。

案例 47　控制体重，发挥药物的最佳效果

9 岁的小美是个学习跳舞的漂亮女孩，身高 135 厘米，体重 30 千克，骨龄 10 岁。因为她出现乳房发育被妈妈带到医院的儿科内分泌专科医生那里就诊。

医生给小美开了性发育抑制针，每月打一针，以起到抑制性发育和延缓骨龄的作用。

打了半年的针，小美的身高长了 3 厘米，体重长了 3 千克，骨

龄长了 0.5 岁。又过了半年，小美的身高增长 2.5 厘米，体重增长 4 千克，骨龄增长 0.7 岁。

小美妈妈愁坏了，女儿怎么光长骨龄，不长身高啊。本来身材挺匀称的小姑娘，越长越粗壮了。

身高门诊的医生分析，性发育抑制剂的作用部位是下丘脑的性中枢，性发育抑制剂的作用是控制性中枢少分泌雌激素。如果体重增长过多，身体的脂肪会使雌激素转化增加，同样会让骨龄加速增长。

因此，医生建议要先控制体重半年不增长。如果体重不增长、身高正常增长，身体里的脂肪就只减不增，就不容易加速骨龄发育。另外，提升身高生长速度，需要营养、运动、睡眠、情绪等不同因素的辅助影响，如果这些因素不利，光靠生长激素，也不一定有良好的效果。这就是说药物对于助力身高生长和延缓骨龄有一定效果，但它并不是万能的。

医生给小美制订了身高促进方案，在继续执行原来内分泌科医生建议的打性发育抑制针以外，再通过控制体重半年不增长和饮食调控的方法来延缓骨龄。同时，医生增加了每天保障长高的肉、蛋、奶等蛋白质类食物的指导，增加了每天补充维生素 A、维生素 D 和钙剂的营养素干预方案，另外，让孩子每天要保障睡眠时间并增加运动量。

又过了半年，小美的身高增长了 4.5 厘米，体重减轻了 0.5 千克，骨龄仅增长了 0.3 岁。这样的综合管理方法，无论是对延缓骨龄还是助力身高生长，都显示了比之前单纯使用药物更好的效果。

> **蒋老师的叮嘱**
>
> 使用药物促进长高的同时，家长一定要为孩子做好营养干预提升身高生长速度和控制体重延缓骨龄的基础方案，这种综合形式的身高管理才能让药物发挥最佳功效。

CHAPTER 10

第十章

身高密码的
应用技巧

蒋老师讲：身高管理就从现在开始

现在矮，怎样长高？

要想孩子长得高，光靠家长自己是远远不够的，一定要借助专业人员的帮助。家长需要明白的是身高生长发育的底层逻辑，明确哪些事情必须自己做，哪些事情需要专家帮忙。需要医生帮助时，还需要学会和医生正确沟通的方法。

家长关于孩子长高的询问经常是这样的：

"我的孩子好矮啊，是班上最矮的那一个。怎么才能让我家孩子长高一点啊？"

"我的儿子5岁，身高只有105厘米，医生您看是不是不正常？"

"我女儿不爱吃饭，长得又瘦又小，医生能不能开点什么药让孩子多吃点、长得更快一点啊？"

"我家孩子最近都不怎么长个儿，是不是需要补钙啊？"

"导致我家孩子这么矮究竟是什么原因呢？是不是因为我家孩

子胃口不太好呢。"

孩子身高的高矮是由身高增长值的快慢决定的，这是身高生长的底层逻辑。单次的身高、体重、骨龄等检测值，只能反映身高生长发育的问题。多次的监测值，才可能分析导致生长发育问题的原因。

近期的身高增长值是判断孩子现在生长是否正常的最重要指标。最近3个月、最近半年、最近一年的身高和体重增长值，这些数据监测可以反映孩子现在的生长发育状况，越接近现在的数据，参考价值越大。比如，身高和体重增长值的参考价值，最近3个月数据比最近半年数据更重要。一年以前的身高数据，参考价值其实就很低了。

如果孩子近期身高增长值正常，哪怕孩子已经是矮小的状态，也说明现在孩子生长的状态是正常的，现在可以不用药物治疗。孩子矮，是过去的某些因素导致过去某一段时间身高生长缓慢所造成的。家长也不需要纠结，要想孩子由矮变高，我们能做的只能是帮助孩子在未来提升身高生长速度。

孩子过去身高增长缓慢，是无法改变的历史问题，而孩子现在的身高生长状态是医生选择孩子未来需要用药物治疗，或者只做环境改变，或者可以不做任何干预、仅维持当前身高生长速度的重要判断依据。当孩子近期的身高生长速度正常时，家长可以暂时不用带孩子去做内分泌方面的血液检测。

如果孩子近期身高增长值异常缓慢，即使孩子的身高水平处于正常范围，也可以说明孩子现在可能存在影响身高的疾病因素，只不过是还没展现出身高上的明显问题，在吃过去身高水平正常的老本。如果阻碍身高生长的因素不排除的话，孩子未来身高增长可能会越来越慢的。

当孩子经过营养、睡眠、运动等方面的环境干预后，如果身高增长值还是低于正常增长速度，家长要及时咨询专业医生，一定要考虑药物治疗，否则孩子将来的身高，男孩可能低于 160 厘米、女孩可能低于 150 厘米。

当家长考虑好了给孩子用药物治疗后，尽快去医院儿科内分泌专科就诊，听从医生关于检查和治疗的建议。

所以，面对自己孩子身高矮的时候，家长首先需要明确的是孩子近期身高增长值怎样。如果过去没有给孩子监测身高和体重，那么从现在开始，给孩子准确测量身高和体重，并做好记录。

连续测量 3 个月，就知道孩子的身高增长值是否正常、身高增长速度怎样，也知道体重增长值是否超速了。

如果家长拿不准测量值是否准确，那就用上面的方法连续测量半年，家长肯定能获得有参考价值的测量数据。

这里需提醒家长：准确测量身高最重要的一点是每次都要在早晨起床后给孩子测量，因为晚上测量比早晨测量，身高会矮 2 厘米左右呢。

大多数家长只是看到自己孩子表象的成长状态就是高矮，却没有真正关注孩子长得快慢的问题，也没有定期监测孩子的身高和体重，更没有监测孩子的骨龄发育速度。

让我们来看几个不同情况的案例。

案例48　身高生长速度正常，可以先不用药物治疗

小甜是个女孩，遗传身高155厘米，期望身高160厘米。小甜4岁了，身高93厘米，体重13千克，骨龄4.2岁。

医生评价小甜属于矮小症，可能需要用生长激素。但考虑孩子年龄比较小，医生说也可以先观察一段时间，看生长发育状态再决定是否用药。

小甜的妈妈听完医生的建议后，十分矛盾。不用生长激素，又怕女儿将来太矮，耽误孩子身高增长的最佳时机。用生长激素，又担心生长激素有什么副作用影响孩子的健康。到底应该怎样做才合适呢？我们来分析一下就知道啦。

生长激素缺乏的孩子，一般有三大主要特点：
- 一是身高低于正常范围的最低值。
- 二是身高生长速度低于正常范围的最低值。
- 三是骨龄比年龄小1岁以上。

我们来看看小甜是否符合上面三大特点。

4岁女孩正常身高标准的最低值是95.8厘米，小甜的身高只有

93厘米，低于正常身高标准的最低值，这一点是符合生长激素缺乏的。

小甜过去一年身高增长了5.5厘米，3岁以上孩子一年正常身高增长值是5~7厘米，小甜近期的身高增长值达到了正常范围。这一点小甜不符合生长激素缺乏的特点。

小甜的骨龄比年龄大0.2岁，这一点小甜也不符合生长激素缺乏的特点。

综合来看，小甜很可能不属于生长激素缺乏的孩子，目前暂时可以不用生长激素。

那小甜现在这么矮，将来有可能超过遗传身高，长到160厘米吗？

我们计算一下就知道啦。

小甜现在的身高是93厘米，到160厘米，还需要再增长67厘米。女孩一般在骨龄12岁的时候，还有平均5厘米的身高生长潜能。那么小甜到骨龄12岁的时候，还需要长的身高就是67-5=62（厘米）。

小甜现在的骨龄是4.2岁，到骨龄12岁，还有7.8岁的骨龄。小甜到骨龄12岁之前，需要用7.8岁的骨龄，长62厘米的身高，平均每岁骨龄需要增长的身高接近8厘米。

往后小甜需要每年在同一家门诊用同样的方法做骨龄评价，获得每年精准的骨龄增长值。小甜每年的身高增长值除以每年的骨龄增长值，需要达到接近8厘米，这是小甜每年或者每半年生长发育的阶段性目标。如果到骨龄12岁，小甜一直都能完成阶段性目标，那么小甜长到160厘米就完全有可能。

其实，计算出来的 8 厘米是平均每岁骨龄需要长的身高，而不是一年要长的身高。如果小甜一年的身高增长值只有 5 厘米的话，那么，控制一下骨龄的发育速度，一年骨龄增长 0.6 岁，就可以满足平均每岁骨龄增长 8 厘米的目标了。

要想控制骨龄一年只增长 0.6 岁，小甜只要控制体重每月增长不超过 0.1 千克，一年长 1 千克的体重，就可以了。如果小甜体重一年不增长，那么骨龄增长值估计在 0.5 岁以内，那就意味着可以节省更多的骨龄，这样长高的时间也更长一些。

> **蒋老师的叮嘱**
>
> 各位家长如果想知道控制体重延缓骨龄的具体方法，可以去看看蒋老师的图书，书里有非常详细的介绍。

案例 49　孩子身高生长速度缓慢，最好用药物治疗

小灿是个男孩，遗传身高 174 厘米，期望身高 180 厘米。小灿 7 岁，身高 115 厘米，体重 20 千克，骨龄 5.5 岁。小灿从 5 岁到 6 岁一年时间身高增长了 3.5 厘米，体重增长了 2 千克。

小灿这种情况需要马上用生长激素吗？我们可以先来分析一下。

小灿的身高数值位于正常范围最低值，处于标准的第 3 百分位数，

勉强算正常。但是小灿的遗传身高数值超过了身高标准的第 50 百分位数，小灿的身高水平比遗传身高低了 3 个档位，这就是在提示孩子可能存在影响身高的疾病。

小灿过去一年的身高增长值低于 4 厘米，这也提示孩子可能存在影响长高的疾病。

小灿的骨龄比年龄小 1.5 岁。

综合分析，小灿存在生长激素缺乏或者生长激素不足的可能性极大。我们再进一步分析，小灿的骨龄 5.5 岁，由于骨龄比年龄小，按照骨龄来评价 115 厘米的身高，小灿的身高水平就提升到第 50 百分位数的平均水平了，对应的成年身高达到了 172 厘米。

我们再来计算一下，小灿要想实现 180 厘米期望身高需要达到的每年的阶段性目标是多少。

一般情况下，男孩骨龄 14 岁时，还剩下 5 厘米的平均身高生长潜能，小灿到骨龄 14 岁时还需要增长的身高是 180-5-115=60（厘米），剩下的骨龄是 14-5.5=8.5（岁），平均每岁骨龄需要达到的身高增长值是 60÷8.5≈7.1（厘米）。

这个目标值并不太高，而且小灿的骨龄比较小，如果家长还没有考虑好是否用药物治疗，也可以先不用生长激素，先用保健的方法对小灿进行身高管理，一年后根据管理结果，评估以后再决定后续的干预方法。

此后的一年里，妈妈每天给小灿吃长高的肉、蛋、奶，并且补充了维生素A、维生素D、维生素K2、钙、氨基丁酸、赖氨酸等营养素，每天让小灿晚上9点半睡觉，每天带小灿做运动达到20分钟，每月固定日子在早晨起床时给小灿测量身高和体重。一年后在同一家医院用同样的标准给小灿做了精准的骨龄评价。

一年下来，小灿的身高增长了4.5厘米，体重增长了1.5千克，骨龄增长了0.5岁。这一年小灿平均每岁骨龄增长的身高为9厘米，达到了7.1厘米的阶段性目标值。

这一年，小灿已经用上了饮食、营养素、睡眠、运动等促进长高的综合保健方法，但是身高增长值还是没有达到一年5厘米的最低增长值，这进一步说明小灿很可能存在生长激素不足的情况，需要尽快进行药物治疗。不然的话，未来全靠延缓骨龄来赢得身高，压力会很大。尤其是将来小灿进入青春期以后，骨龄发育速度会加快，身高生长速度赶不上骨龄的发育速度，最终就很难实现期望身高。

很多家长不愿意给孩子用生长激素，是因为对生长激素的认知问题，而不是生长激素这个药物有问题。家长对生长激素的接受程度和孩子的身高生长潜能有很大关系。当孩子身高生长潜能较大的时候，家长往往对药物干预身高的接受程度低，而寄希望于未来孩子的身高能长得快。当孩子身高生长潜能很小的时候，家长对药物干预身高的接受程度会提高。当孩子没有生长潜能的时候，家长对生长激素的接受度很高，往往愿意试一试。这是一个比较遗憾的状况，家长对于身高管理认知的提高需要时间，可是孩子长高也有时间的限制，错过了可能就永远错过了。

> **蒋老师的叮嘱**
>
> 促进长高的最低要求是，身高增长值至少要达到正常范围的最低值。骨龄发育速度的建议是，一年时间骨龄增长不超过 0.8 岁。骨龄和身高的增长值是否合适，一定要和期望身高所要求的骨龄身高速度目标值比较。能达到目标就合适，未来继续保持原来的管理方案。达不到目标就不合适，未来需要及时调整管理方案。

孩子胖，一定要减肥吗？

胖孩子要不要减肥，是很多家长纠结的问题。面对孩子肥胖的态度，家长们主要有两派意见。一是悲观派，把肥胖视作洪水猛兽，才几个月大的胖宝宝，家长就问该怎样减肥。二是乐观派，根本不把孩子胖当回事，认为小时候胖不算胖，长大了自然就瘦了。

面对自家肥胖的孩子，究竟应该怎样科学地看待呢？

首先，需要明确儿童肥胖的判断方法。不少家长是用自己的眼睛来判断孩子的高矮胖瘦的，专业名词叫"目测"。目测的准确性很差，受家长的主观意愿和参照对象的影响很大。家长自己的体型和孩子周围小伙伴的体型，都会影响家长对孩子胖瘦的判断。

肥胖的判断是根据年龄、性别和身高而定的，不同性别和身高的孩子，有体重的正常参考值。每一厘米或者半厘米身高值，都有体重的正常范围标准。超过标准范围的最高值，就属于肥胖了。

还有一种判断肥胖的方法，是计算体重指数，英文缩写是 BMI，用体重值除以身高值的平方，体重以千克为单位，身高以米为单位，公式：$BMI = 体重 \div 身高^2$。BMI 按照年龄和性别也有正常范围的标准。

$$BMI = 体重 \div 身高^2$$

这两种判断肥胖的方法都有国际标准和国家标准，家长们用国家标准就可以。

18 岁以上的成年人，如果 BMI 达到 28，就算肥胖。如果 BMI 达到 24，就算超重。男女都是一样的。

18 岁以下的儿童，BMI 的肥胖和超重标准，根据年龄和性别有很大不同，具体的数值，需要查表才能知道。BMI 数值达到第 97 百分位数就是肥胖；BMI 数值达到第 85 百分位数就是超重。一般医院的儿童保健科，医生手里都有标准表。在本书中也给家长们准备了判断肥胖的 BMI 百分位数值表。

2~18岁儿童青少年BMI百分位数值表

年龄/岁	3rd 男	3rd 女	5th 男	5th 女	10th 男	10th 女	15th 男	15th 女	50th 男	50th 女	85th 男	85th 女	90th 男	90th 女	95th 男	95th 女	97th 男	97th 女
2.0	14.3	13.9	14.5	14.1	14.9	14.5	15.1	14.8	16.3	15.9	17.7	17.3	18.1	17.7	18.6	18.2	19.0	18.6
2.5	14.0	13.6	14.2	13.9	14.6	14.2	14.8	14.5	16.0	15.6	17.3	17.0	17.7	17.3	18.2	17.9	18.6	18.3
3.0	13.7	13.5	14.0	13.7	14.3	14.0	14.5	14.3	15.7	15.4	17.0	16.8	17.3	17.1	17.9	17.7	18.2	18.0
3.5	13.5	13.3	13.8	13.5	14.1	13.9	14.3	14.1	15.5	15.3	16.8	16.6	17.1	17.0	17.6	17.5	18.0	17.9
4.0	13.4	13.2	13.6	13.4	14.0	13.7	14.2	14.0	15.3	15.2	16.7	16.5	17.0	16.9	17.6	17.5	17.9	17.8
4.5	13.3	13.0	13.5	13.3	13.8	13.6	14.1	13.9	15.2	15.1	16.6	16.5	17.0	16.8	17.5	17.4	17.9	17.8
5.0	13.2	12.9	13.4	13.2	13.8	13.5	14.0	13.8	15.2	15.0	16.7	16.5	17.0	16.8	17.6	17.5	18.1	17.9
5.5	13.1	12.8	13.4	13.1	13.8	13.4	14.0	13.7	15.3	15.0	16.8	16.5	17.2	16.9	17.9	17.5	18.3	18.0
6.0	13.1	12.8	13.4	13.0	13.7	13.4	14.0	13.7	15.3	15.0	17.0	16.5	17.4	17.0	18.1	17.6	18.6	18.1
6.5	13.1	12.7	13.3	13.0	13.8	13.4	14.0	13.6	15.5	15.0	17.2	16.6	17.7	17.1	18.4	17.8	19.0	18.2
7.0	13.1	12.7	13.4	12.9	13.8	13.3	14.1	13.6	15.6	15.1	17.5	16.7	18.0	17.2	18.8	17.9	19.4	18.5
7.5	13.1	12.7	13.4	12.9	13.9	13.4	14.2	13.6	15.8	15.1	17.8	16.9	18.3	17.4	19.2	18.2	19.9	18.7
8.0	13.2	12.7	13.5	13.0	14.0	13.4	14.3	13.7	16.0	15.2	18.1	17.1	18.7	17.6	19.7	18.5	20.4	19.0
8.5	13.2	12.7	13.5	13.0	14.0	13.5	14.4	13.8	16.2	15.4	18.5	17.4	19.1	17.9	20.2	18.8	20.9	19.4
9.0	13.3	12.8	13.7	13.1	14.2	13.6	14.6	13.9	16.4	15.6	18.9	17.7	19.5	18.3	20.7	19.2	21.5	19.9
9.5	13.4	13.0	13.8	13.3	14.3	13.7	14.7	14.1	16.7	15.8	19.2	18.0	20.0	18.7	21.2	19.7	22.0	20.4
10.0	13.6	13.1	13.9	13.4	14.5	13.9	14.9	14.3	17.0	16.1	19.6	18.4	20.4	19.1	21.7	20.1	22.6	20.9
10.5	13.7	13.3	14.1	13.6	14.7	14.2	15.1	14.5	17.2	16.4	20.1	18.8	20.9	19.5	22.2	20.7	23.1	21.5
11.0	13.9	13.5	14.3	13.9	14.9	14.4	15.3	14.8	17.5	16.7	20.5	19.3	21.3	20.0	22.7	21.2	23.6	22.0
11.5	14.1	13.8	14.5	14.1	15.1	14.7	15.6	15.1	17.8	17.1	20.8	19.7	21.7	20.5	23.1	21.7	24.2	22.6
12.0	14.3	14.0	14.7	14.4	15.3	15.0	15.8	15.4	18.1	17.4	21.2	20.2	22.1	21.0	23.6	22.3	24.6	23.2
12.5	14.5	14.3	14.9	14.6	15.5	15.2	16.0	15.7	18.4	17.7	21.6	20.7	22.5	21.4	24.0	22.8	25.1	23.7
13.0	14.7	14.5	15.1	14.9	15.7	15.5	16.2	16.0	18.7	18.1	21.9	21.1	22.9	21.9	24.4	23.2	25.5	24.2
13.5	14.8	14.8	15.3	15.2	15.9	15.8	16.4	16.2	18.9	18.5	22.3	21.4	23.2	22.3	24.8	23.7	25.9	24.7
14.0	15.0	15.0	15.4	15.4	16.1	16.0	16.7	16.5	19.2	18.8	22.6	21.8	23.5	22.7	25.1	24.1	26.3	25.1
14.5	15.2	15.2	15.6	15.6	16.3	16.3	16.9	16.7	19.4	19.1	22.9	22.1	23.8	23.0	25.5	24.5	26.6	25.5
15.0	15.4	15.4	15.8	15.8	16.5	16.5	17.1	17.0	19.7	19.4	23.1	22.4	24.1	23.3	25.8	24.8	26.9	25.9
15.5	15.5	15.6	16.0	16.0	16.7	16.7	17.2	17.2	19.9	19.5	23.4	22.7	24.4	23.6	26.1	25.1	27.2	26.1
16.0	15.7	15.8	16.1	16.2	16.9	16.8	17.4	17.3	20.1	19.7	23.7	22.9	24.7	23.8	26.3	25.3	27.5	26.4
16.5	15.8	15.9	16.3	16.3	17.1	17.0	17.6	17.5	20.3	19.9	23.9	23.1	24.9	24.0	26.6	25.5	27.8	26.6
17.0	16.0	16.0	16.5	16.4	17.2	17.1	17.8	17.6	20.5	20.0	24.1	23.3	25.1	24.2	26.8	25.7	28.0	26.8
17.5	16.1	16.2	16.6	16.6	17.4	17.2	17.9	17.7	20.7	20.2	24.3	23.4	25.4	24.4	27.1	25.9	28.3	27.0
18.0	16.3	16.3	16.7	16.7	17.5	17.4	18.1	17.9	20.8	20.3	24.5	23.6	25.6	24.5	27.3	26.1	28.5	27.2

注：①根据2005年九省/市儿童体格发育调查数据研究制定。 参考文献：中华儿科杂志，2009年7期。
②体块指数（BMI）=体重/(身高×身高)（千克/米^2）。

判断孩子属于肥胖了,是不是意味着孩子有病了呢? 不是这样的。

体重超标,只是一种表象而已,是否会对健康造成损害,需要从以下五个方面做健康评估。

第一个方面,评估肥胖对身高的影响,通过骨龄就可以知道。肥胖的孩子,骨龄提前年龄的比例很高,有的孩子看上去很高,其实是一种目前高的"假象",按照骨龄来评估,身高就可能没有达到期望值了。

第二个方面,评估微量营养状况。肥胖的孩子因为身体脂肪含量比较高,脂溶性维生素的营养状况会受影响。比如,维生素 A、维生素 D 的水平会偏低,会影响孩子的免疫功能。肥胖的孩子由于体重较高、运动较少、维生素 D 水平较低,会导致骨质健康状况不良,存在骨关节容易受损和骨折的风险。不少肥胖孩子的铁营养状况也不佳,会影响他的学习能力。这些微量营养状况可以通过血液维生素 A 检测、血液维生素 D 检测、骨密度、血常规检测来评估。

第三个方面,评估心理行为发育健康状况。小年龄的孩子可能会因为肥胖导致坐、爬、走等大运动发育迟缓。大年龄的孩子可能会因为肥胖被同伴嘲笑甚至起外号,这会有一系列的心理问题。这些心理行为发育状况,可以通过发育测评和心理量表测评来了解。

第四个方面,评估性发育状况。肥胖的孩子发生性早熟的风险很大。青春期的肥胖儿童由于身体内过多的脂肪会影响孩子卵巢、睾丸的正常发育，也可能会发生性激素紊乱。因此，女孩肥胖有发生多囊卵巢综合征、原发性闭经等妇科疾病的风险。男孩肥胖有发生肥胖生殖无能、男性女性化的可能性。这些性发育异常都可能会影响孩子将来生殖系统的正常功能。青春期前后孩子的性发育评估，可以通过骨龄、性征、B超、性激素等检测进行。

第五个方面，评估慢性病的患病风险。肥胖的孩子将来发生高血压、冠心病、糖尿病、脂肪肝等心血管疾病和代谢性疾病的风险很高，需要监测孩子的血压、血脂、血糖、尿酸、糖化血红蛋白等血生化指标和通过影像检测来了解孩子的患病风险。

对这五个方面进行评估之后，家长们才能清楚地了解肥胖对孩子的健康是否造成了损害和造成了怎样的损害。

如果没有任何证据表明孩子的健康受到了肥胖的损害，那么这个孩子是不需要减肥的，只要维持一段时间体重不增，或者减缓体重的增长速度就可以啦。只有当孩子因为肥胖产生了健康损害的时候，才需要考虑减肥来缓解健康损害。

看到这里，相信家长们对于孩子肥胖，可能有了不一样的认识。

控制和管理肥胖不等于减肥，而是需要首先评估孩子的健康状况。如果管理方案是维持体重不增，那就需要明确多长时间体重不增。如果管理方案是减缓体重增长速度，也需要明确减缓到什么程度。如果需要减肥，更需要弄清楚需用多长时间减去多少千克体重。

只有目标具体、明确，肥胖管理才能落实和有效。家长们可以通过下面的案例来了解肥胖管理的方法。

案例 50　没有健康风险的孩子不需要减重

小景是个 2 岁的女宝宝，身高 92 厘米，体重 16 千克，BMI 达到 18.9，超过了女孩 BMI 标准的第 97 百分位数，已经是个肥胖儿了。

妈妈非常着急，想让宝宝减肥，却遭到了爷爷奶奶的坚决反对，老人认为孩子很少生病，又高又壮是健康的表现。

那么，小景该不该减肥呢？

最近妈妈带小景去儿童保健中心做了一次例行体检，结果如下：

小景的骨龄 3 岁，根据骨龄的身高在第 10 百分位数的水平，对应的成年身高是 150 厘米，妈妈希望小景将来能长到 165 厘米。小景的骨密度是正常范围的平均水平。智力发育测评结果非常正常。年龄小的孩子，还看不出慢性病的患病风险，可以先不做血生化检测。

从体检结果看，没有证据说明肥胖对小景的健康造成了损害，因此目前小景不需要减肥。肥胖导致了小景骨龄提前发育，把按照年龄评价身高在第 90 百分位数的水平明显拉低、身高生长潜能减小了，针对期望身高，需要做身高管理。

未来，家长需要控制小景每月体重增长值低于 0.1 千克的平均值，通过减缓体重增长速度来延缓骨龄就可以了。

从 2 岁到 3 岁，一年的正常平均身高增长值是 8 厘米，体重正常平均增长值是2千克。小景妈妈只需要每月给孩子监测身高和体重，努力让身高增长值达到身高生长的平均值，同时控制体重增长值低于平均值，一年拍一次手骨片精准评价骨龄就可以了。

一年后，小景3岁时，身高增长了8.5厘米，体重增长了1千克，骨龄增长了0.6岁。平均每岁骨龄增长的身高达到了14厘米（8.5÷0.6≈14），骨龄身高水平从第10百分位数上升到了第50百分位数，对应的成年身高从150厘米提高到了158厘米。3岁的小景，身高100.5厘米，体重17千克，BMI是16.8。按照3岁女童的标准，小景的BMI下降到了第85百分位数，身高和体重管理的效果非常好。

> **蒋老师的叮嘱**
>
> 经过健康评估，没有健康风险的肥胖儿童，控制未来的体重增长速度即可，不需要减重。

案例51　有健康风险的孩子需要及时减重

小蕴是个11岁的男孩，身高155厘米，体重62千克。小蕴食量大，运动量也大，看上去很结实。爸爸认为小蕴看上去很健康，不需要减肥，妈妈认为小蕴太胖了，一定要减肥才行。

小蕴在父母不同观点的碰撞中慢慢地长胖。不过爸爸妈妈有一点意见是一致的，那就是希望小蕴将来长到180厘米的身高。

最近小蕴妈妈带小蕴去了儿科门诊做了相关的检测之后，医生给小蕴做了健康评估。

小蕴的 BMI 达到 25.8，超过了 11 岁男孩 23.6 的肥胖标准，体脂率达到 28%，已经属于肥胖。

小蕴的骨龄 13 岁，按照骨龄的身高水平为第 25 百分位数，对应的成年身高为 168 厘米，和期望身高差距 12 厘米。

小蕴的维生素 D 水平低于正常值，属于缺乏状态。骨密度水平也低于正常，属于严重缺钙。

小蕴的心理状态很健康，也不存在性发育异常，但小蕴的血压偏高，有轻度脂肪肝，血尿酸和糖化血红蛋白都偏高，小蕴存在慢性病的患病风险。

经过健康评估，医生认为，肥胖已经损害了小蕴的健康，需要减重来减轻健康损害。医生给小蕴制订了减肥方案。

小蕴需要每天早晨起床后称量体重，每天晚餐前称量体重。每月一次早晨起床后测量身高。每三个月到门诊复查血生化指标、拍手骨片、测量血压。

未来一年小蕴的生长发育的目标是：每月身高增长 0.6 厘米；头 3 个月体重不增长，后 9 个月每月体重减少 0.5 千克，一年骨龄增长不超过 1 岁。每天补充维生素 A、维生素 D、维生素 K2、钙等促进身高生长速度的营养素。每天保障促进长高的饮食，0.05 千克肉、一个蛋、500 毫升牛奶，主食尽量少吃，水果可以不吃，感到饿的时候，可以吃黄瓜、西红柿等蔬菜。晚上 7 点半之后不进食，9 点半必须上床睡觉。小蕴喜欢运动，坚持原来的运动就可以了。

爸爸妈妈和孩子自己都希望长得高、不得病，所以执行减肥方案非常好。妈妈每个月都会主动向门诊的工作人员上报小蕴的身高、体重监测数据，每三个月都会带小蕴去复诊。

半年下来，小蕴的身高增长了 5 厘米，体重减少了 3.5 千克，血压、血生化指标、脂肪肝的状况都明显改善。

减肥一年后，小蕴的身高长到了 165 厘米，体重减轻到 55.5 千克，BMI 降低到 20.4，已经不属于肥胖，而是非常匀称的体型了。

小蕴的所有检测指标都恢复正常，体脂率降低到 20%，骨龄 13.7 岁。

一年时间，小蕴的身高增长了 10 厘米，体重减轻了 6.5 千克，骨龄增长了 0.7 岁，按照骨龄的身高评价标准已经超过了第 50 百分位数，对应的成年身高为 173 厘米。

为了帮助小蕴减肥，爸爸妈妈付出了很大的努力，饮食习惯和生活方式都做了极大的改变，全家人都践行着控制饮食、多运动的模式，爸爸妈妈的年度体检结果也呈现出更健康的状态。

蒋老师的叮嘱

经过健康评估有健康风险的孩子，需要减重，以减轻健康损害。

现在开始管身高，还来得及吗？

经常有家长问："我的孩子现在开始管理身高，还来得及吗？"

这样的问题通常很难回答。从理论上来说，只要孩子的骨龄没有达到成年，只要还有成长板，就有身高生长的潜能。但是，是否来得及，要根据期望身高、孩子现在的身高和骨龄而定。

如果期望身高和孩子现在的身高差距为10厘米，而根据孩子的骨龄，还有15厘米的身高生长潜能，那么，从现在开始管理身高，实现期望身高肯定来得及。

如果身高生长潜能只有10厘米，孩子现在的身高和期望身高差距20厘米，那么实现期望身高，估计是来不及的。

如果生长潜能有40厘米，期望身高和孩子现在的身高差距50厘米，由于生长潜能较大，即使与身高增长50厘米目标有10厘米的缺口，或许也还来得及，可以尝试进行管理。

所以，现在开始管理身高是否来得及，不好一概而论。但无论如何，身高管理从现在开始比从明年开始要强得多。

案例 52　身高管理太晚，成本高，效益差

小丽身高150厘米，她儿子的身高一直比同龄人矮。孩子5岁时，

蒋老师就曾试探着提醒小丽关注孩子的身高，小丽认为身高靠遗传，老公也只有164厘米的身高，孩子长不高是自然的，管也没有用。

直到有一天，小丽看到蒋老师那个身高181厘米的儿子，才相信身高是可以通过科学管理超越遗传身高生长潜能的，这才焦急地询问，现在开始管理她孩子的身高是否来得及。

小丽的儿子已经13岁了，虽然骨龄比年龄小1岁，但已经进入了青春期，身高生长潜能有限。根据孩子的骨龄和身高来预测，如果不干预，孩子将来的身高在160厘米以下，大约158厘米的样子。

小丽看到这一结果惊呆了，自己的老公已经很矮了，没想到儿子居然连爸爸的身高都长不到。小丽决定立刻开始对孩子进行身高管理。

小丽把促进长高和延缓骨龄的不同方法都用在了儿子身上，全身心扑在孩子身高管理过程中。可是，青春期的男孩，正处于叛逆期，身高管理需要合理饮食、控制体重，孩子却很喜欢吃甜食，体重控制得无比艰难。

更大的问题是，小丽自己的身高管理认知也不是瞬间就能提高的，她认为孩子能吃才能长得快，对孩子热衷于烘焙的行为没有进行有效限制，娘儿俩还一起吃了不少制作失败的蛋糕、曲奇之类的甜品。

这样一来，虽然小丽的儿子在合理饮食、足量补充营养素、保障充足睡眠、加强运动，再加上生长激素的共同作用下，一年身高长了11厘米，但体重也增长了6.8千克，直接导致骨龄增长了1.2岁，这还是这个瘦孩子用了中药、西药共同抑制骨龄后的效果。

经过计算，孩子进行身高管理的这一年，平均每岁骨龄增长了 9.2 厘米的身高。看起来这个骨龄身高速度挺不错的，但是小丽希望儿子长到 170 厘米期望身高，需要满足的目标是，平均每岁骨龄需要长 16 厘米身高。

如果小丽早一点引导孩子做好体重控制并有延缓骨龄的认知，如果能够从饮食和生活环境等各方面有效地执行促进身高和延缓骨龄的所有措施，也许小丽儿子这一年的体重可以少长几千克，也许骨龄就可以得到更好的延缓，就可以延长孩子的身高生长期，帮孩子长得更高。

小丽经过这次教训，深刻体会了放纵体重和损失身高的关系，开始比较严格地执行身高管理的所有方案。

全家人经过 3 年的不懈努力，小丽儿子的身高最终定格在 169 厘米的水平。虽然没有实现期望身高，但小丽觉得，和不干预很有可能就长到 158 厘米的身高相比，多长了 11 厘米的身高，已经很不错了。

家长们从这个案例可以看出，从现在开始管理孩子的身高是否来得及，不仅取决于期望身高、孩子现在的身高和骨龄，还和孩子剩余的身高生长潜能有很大的关系。

身高管理的过程中，家长不仅要关注如何让孩子长得快一点，更重要的和容易被家长忽视的问题是，如何让孩子的骨龄长得慢一点。

促进长高所需要的合理饮食习惯、良好的睡眠习惯和运动习惯，都需要时间慢慢养成。孩子年龄越大，在身高生长期想养成好的习惯就越难了。

延缓骨龄需要做到的定期监测体重、控制体重增长速度、避免频繁进食生长期较短的食物等内容，和很多家长的育儿方式相矛盾，和很多家庭的饮食模式不一致。尤其对于瘦孩子的家长，接受控制孩子体重的方案更难。

这些针对身高促进的养育模式和家庭生活方式在理念和行为上的改变，不仅涉及孩子的父母，还与家庭中照顾孩子饮食起居的祖辈关系密切。

知识的获取、信念的形成、行为的改变都需要时间，一些从现在开始做身高管理来得及的孩子，也许在未来落实身高管理各项措施的过程中，会走弯路，会损失骨龄和长高的机会，实现期望身高可能就会变得来不及。

因此，家长们不需要纠结从现在开始管理身高到底来不来得及，马上开始行动就好。

蒋老师的叮嘱

从现在开始，按照身高管理的步骤，在专业人员的帮助下，朝着期望身高直线迈进，不走弯路，才是家长最应该选择的路。

身高从什么时候开始管理

身高管理从孩子出生就开始，这是最理想的状态。0~6个月，身高正常增长17~18厘米，在此期间如果管理得当，多长1~2厘米是完全有可能的。如果管理不当，发生营养缺乏或疾病，少长1~2厘米身高也是经常发生的。7~12个月，身高平均增长8厘米，经过科学管理，多长1厘米是很容易的。这样下来，出生后第一年就可以多长2~3厘米，以后每年多长0.5~1厘米，到孩子10岁就可以多长7~10厘米。

如果孩子从3岁开始拍手骨片评价骨龄，假设每年通过控制体重少长0.2岁骨龄，5年下来就可以多出1岁的骨龄，这一岁的骨龄就可以多长5~7厘米身高。如果骨龄长慢一点，多出2岁的骨龄，就能延长生长时间，多长更多的身高。

能多长这些身高的前提，在于尽早开始管理身高。如果孩子在青春期之后才开始管理身高，剩余骨龄是很有限的，身高生长潜能所剩不多，能够调控的身高增加空间就很少，管理难度也就很大，效果通常不佳。

下面我们来看两个从不同年龄开始管理身高的孩子，家长们可以体会一下身高管理越早越好的意义。

案例 53　越早越好的身高管理会让孩子受益

小咪的妈妈从孩子出生起就开始管理身高，小咪是个女孩，遗传身高 157 厘米，妈妈希望小咪将来能长到 165 厘米。

妈妈从小咪出生就开始每天给她补充维生素 AD 滴剂，4 个月内采用纯母乳喂养，每三个小时喂一次奶。小咪 2 个月开始晚上只吃一次奶，4 个月开始不吃夜奶。小咪 5 个月时就开始加米粉，每天吃少量肉和蛋。妈妈每个月 5 号左右、早晨起床给小咪测量身长和体重，通过调整水果和米粉的进食量来控制体重增长值低于平均值。

在外人看来，小咪的体型略显瘦。小咪妈妈心里明白苗条的孩子一般骨龄比年龄小，孩子身高生长潜能更大。

小咪 1 周岁的时候，身高 77 厘米，比平均增长值多长了 2 厘米。体重 8.5 千克，比平均增长值少长了 1 千克。

小咪 3 周岁的时候，身高长到 98.6 厘米，处于第 75 百分位数的中上水平，体重 14 千克，还不到第 50 百分位数的平均水平，典型的苗条体型，看上去像个"绿豆芽"。

小咪的智力测评结果，大运动、精细动作、语言、适应能力、社交行为五大能区都在 110~125 分之间，而正常范围是 90~110 分。小咪的血常规检测和骨密度检测结果都显示铁营养和钙营养都处于良好状态。

小咪妈妈心里很踏实，女儿除了看上去瘦一点，各方面都显示非常健康。更重要的是，小咪的年龄3岁，骨龄只有2岁，比年龄小1岁，多了1岁的骨龄储备，相当于至少赢得了一年的身高，少说也有5厘米吧。小咪2岁的骨龄，98.6厘米的身高，骨龄身高接近身高标准的第90百分位数，对应的成年身高接近165厘米。

小咪从出生就开始身高管理，为实现期望身高打造了良好的开端。孩子不仅身高、体重、骨龄都达到了和期望身高匹配的状态，而且在饮食习惯、运动习惯、睡眠习惯方面，也为期望身高的实现奠定了良好的基础。

> **蒋老师的叮嘱**
>
> 家长尽早开始对孩子进行身高管理，在管理孩子身高的过程中，会越来越有经验，越来越体会到身高、体重、骨龄这些关键数据的重要性。在饮食、睡眠、运动方面对孩子的管理，也越来越轻松，懂得抓大放小，抓住每月定期准确监测身高体重和每年拍手骨片精准评价骨龄的重要内容，根据监测结果调整成长环境的细节，不要过度去在意孩子的食谱和食量。在专家的指导下，孩子将来大概率可以实现期望身高。

案例54　太晚开始身高管理，增加了管理难度

小沫是个10岁半的女孩，遗传身高165厘米，期望身高168厘米。小沫的身高148厘米，体重44千克，粗壮体型。小沫的骨龄11岁，按照骨龄的身高是处于标准的第50百分位数的水平，对应的成

年身高是158厘米，和期望身高差距10厘米。小沫已经进入青春中期，骨龄偏大，身高生长潜能有限，实现期望身高难度极大。

医生给小沫做了生长设计，计算未来一年的生长发育阶段性目标。女孩骨龄12岁时，平均还有5厘米的身高生长潜能。小沫到骨龄12岁之前，需要增长的身高值是168-148-5=15（厘米）。小沫的骨龄已经11岁了，到骨龄12岁，只剩下1岁的骨龄，而青春中晚期的孩子，1岁骨龄长15厘米身高的可能性极小了。

蒋老师的叮嘱

对于骨龄较大的青春期儿童，早一年进行身高管理，可以调控的身高就多几厘米，未来实现期望身高的可能性就大大增加了。

如何把握长高的最后机会

孩子长高的过程就是身高生长速度和骨龄发育速度赛跑的过程。骨龄越大，剩余的身高生长潜能越小。

男孩到骨龄16岁、女孩到骨龄14岁，大多数孩子身高生长就停止了。男孩到骨龄15岁、女孩到骨龄13岁，还剩下1岁骨龄的时候，只有1厘米左右的身高生长潜能了。男孩骨龄到14岁、女孩骨龄到

12 岁，平均只有 5 厘米的潜能了。

当孩子的骨龄比较大、身高生长进入倒计时的时候，如果孩子的身高和期望身高差距很大，就要把握最后的长高机会，一刻都不要耽误，把所有能用的方法统统用上，能长 0.5 厘米的长高机会都不要错过。

身高促进能用的方法包括促进身高生长速度的所有方法和延缓骨龄发育速度的所有方法。

用这些方法的前提是孩子还有身高生长潜能。如何判断孩子是否还有长高的潜能呢？ 最简单省事的方法就是定期监测身高。

如果孩子已经进入青春期，有明显的性征发育，比如，男孩出现喉结、胡须，女孩乳房发育明显，甚至有了初潮，这时候如果每月固定日期、早晨起床后监测身高，发现孩子最近 3 个月的身高增长值低于 1 厘米，那么未来身高继续增长的可能性就很小了。

如果孩子最近 3 个月身高增长值达到 1 厘米或更多，那么未来很可能还有继续长高的机会，这时候就可以用上身高促进的所有方法，包括促进身高生长速度的方法和延缓骨龄发育速度的方法，一直用到孩子身高停止生长为止。

如何评价身高管理效果

做身高管理的步骤

第一步，确定期望身高。包括具体的身高数值和根据骨龄评价的身高百分位数，可以根据我国"0~18岁儿童青少年身高、体重百分位数值表"中18岁的身高标准来选择期望身高和百分位数。

第二步，根据期望身高、孩子当前的身高和骨龄，计算男孩到骨龄14岁和女孩到骨龄12岁之前，平均每岁骨龄需要增长的身高值。

例如，男孩小磊的期望身高是180厘米，小磊做身高管理前的身高是120厘米，骨龄是7.2岁。男孩骨龄14岁之后，平均身高生长潜能为5厘米。

小磊在骨龄14岁之前需要达到的骨龄身高速度为：期望身高180厘米减去5厘米潜能，再减去120厘米当前身高，得出的差值，除以14岁骨龄减去当前7.2岁骨龄的差值，得出平均每岁骨龄需要增长的身高值，等于8.1厘米。计算公式如下：

$$(180 - 5 - 120) \div (14 - 7.2) \approx 8.1 \text{厘米}$$

例如，女孩小绵的期望身高是165厘米，小绵做身高管理前的身高是130厘米，骨龄是8.5岁。女孩骨龄12岁之后，平均身高潜能为5厘米。

小绵在骨龄 12 岁之前需要达到的骨龄身高增长值 =（165-5-130）÷（12-8.5）≈ 8.6 厘米/（岁骨龄）。

第三步，家长需要每月固定日期、晨起给孩子测量身高和体重，每半年或者一年带孩子监测一次骨龄，然后进行效果评价。

身高管理的所有效果都要根据期望身高进行评价。如果身高管理效果好，就可以继续原来的管理方案。如果身高管理效果不佳，就要调整管理方案才行。

下面蒋老师就带大家从五大维度详细分析评价身高管理的效果，帮助家长们了解自己孩子的身高管理是否有效。

第一个维度：身高增长值

首先要明确孩子每个年龄阶段身高的正常增长值。出生后第一年婴儿阶段，身高正常增长值是 25~27 厘米。第二年 1~2 岁幼儿阶段，身高正常增长值是 11~13 厘米。第三年 2~3 岁幼儿阶段，身高正常增长值是 7~9 厘米。3 岁以后到青春期前的学龄前及学龄阶段儿童，一年正常身高增长值是 5~7 厘米。男孩骨龄达到 11.5 岁、女孩骨龄达到 9.5 岁，就进入青春期了，青春期的孩子，一年身高正常增长值为 7~9 厘米，这样的身高生长速度一般可以持续 1~3 年。

在身高管理过程中，身高增长值如果在正常范围内，都属于管理效果良好。如果身高增长值低于正常范围最低值，属于生长迟缓，可能有影响生长发育的疾病，需要尽早治疗。

3岁以下的孩子，通常因为营养性疾病、胃肠道疾病、过敏性疾病，导致生长迟缓3岁以上的孩子，如果一年身高增长值低于5厘米，家长需要考虑孩子有内分泌疾病的可能；如果一年身高增长值不到4厘米，很可能需要用生长激素或者甲状腺激素治疗。

如果身高增长值达不到正常范围，未来的身高也可能达不到正常水平，也就是男孩的身高可能低于160厘米、女孩的身高可能低于150厘米。

我们可以以孩子的身高增长值为例，来了解孩子是怎么越长越慢的。

案例55　身高怎么会越长越慢

小花是个女孩，出生时身长50厘米，相当于第50百分位数的中等水平。

小花出生后第一年身高增长了24厘米，比正常增长范围的最低值少长了1厘米。1岁的小花身高74厘米，降低到属于第25百分位数的中下水平。

小花1~2岁这一年身高增长了10厘米，依然比正常增长范围的最低值少长了1厘米。2岁的小花身高84厘米，降低到只有第10百分位数的水平了。

小花2~3岁这一年，身高长了6厘米，还是比正常增长范围的最低值少长1厘米。3岁的小花身高90厘米，降低到只有第3百分位数的水平了。

此后连续6年，小花的身高每年都长了5厘米，达到了正常范围，但是9岁的小花，身高120厘米，属于低于第3百分位数的正常范围最低水平，属于矮小症。

蒋老师的叮嘱

从小花的身高增长情况，大家可能明白了，生长速度决定了身高水平。小花出生时的身长是第50百分位数的正常范围平均水平。出生后的头三年每年只比身高增长正常范围少长了1厘米，三年下来身高水平就降了3个档位。即使之后的六年里，小花的身高增长值达到了正常，可是前几年增长情况不好，后期很难补上，身高处于矮小的状态。

案例56　身高就这样越来越高

小龙是个男孩，出生时身长47厘米，只处于身高标准的第3百分位数的水平。

小龙出生后第一年身高增长了28厘米，比正常身高增长范围的最高值还多长了1厘米，小龙1岁时，身长75厘米，身高水平就提升到了身高标准的第25百分位数的水平。

小龙1~2岁这一年，身高增长了13.5厘米，比正常身高增长范围的最高值多长了0.5厘米。小龙2岁时，身高88.5厘米，达到了身高标准的第 50 百分位数的平均水平。

又过了一年，小龙的身高增长了 9 厘米，是正常身高增长范围的最高值。小龙 3 岁时，身高 97.5 厘米，超过了第 50 百分位数的平均水平。

经过 3 年时间，小龙的身高提高了 3 个档位。即使小龙的身高输在了起跑线上，但是每年身高生长速度都加快一点，未来还是很有希望长高的。

蒋老师的叮嘱

由此可见，每月定期监测孩子的身高和计算身高增长值，这是非常重要的事。一旦发现孩子身高增长值低于正常值，家长一定要及时干预并解决问题。

只有身高增长值达到正常范围，才算干预有效。

3 岁以上到青春期前的孩子，平均每月身高正常增长值为 0.5 厘米。青春期的孩子，平均每月身高增长值为 0.6~0.7 厘米。

孩子的身高增长不是匀速不变的，有时长得快，有时长得慢。一年当中，每个孩子都有自己身高生长快慢时期的个体差异。当孩子 1~2 个月短时间身高增长缓慢时，家长可以不用焦虑，可以先分析是否有影响孩子身高生长的不良环境因素，比如，饮食不当、睡眠不足、运动不够、情绪不良、没有补充营养素等。如果有不良的环境因素，家长就努力及时改进这些不良的环境因素。

评价孩子的身高增长值，可以用 3 个月为一个周期进行评价，这样可以适当避免因孩子身高非匀速增长导致的评价误差。

身高增长值数据记录不足一年或者超过一年，需要换算成一年身高增长值进行评价。例如，一个 6 岁的女孩，过去 5 个月的身高增长值是 2.3 厘米，换算成一年 12 个月的身高增长值是 5.5 厘米，计算方式是，2.3 厘米乘以 12 个月，再除以 5 个月，身高生长速度属于正常范围。又例如，一个 8 岁的男孩，过去 10 个月身高增长值是 3.7 厘米，换算成一年的身高增长值是 4.4 厘米。

计算方式是，3.7 厘米乘以 12 个月，再除以 10 个月，身高生长速度没有达到正常范围，属于生长缓慢。

如果用了合理饮食、补充营养素、睡眠充足、适宜运动、情绪良好的管理方法后，孩子一年的身高生长速度仍然没有达到正常范围，家长一定要考虑用药物治疗的方法来帮助孩子长高。

身高生长速度达不到正常范围，未来的成年身高很可能也达不到理想水平。

关于身高管理效果评价中的身高增长值这个指标，蒋老师再给大家总结一下：

以 3 个月或者更长时间为评价周期，如果身高增长值在正常范围，说明管理效果良好。

如果身高增长值低于正常范围，说明可能没有认真执行身高管理方案，或者孩子可能存在生长激素不足等内分泌疾病。

第二个维度：体重增长值

体重管理的目标是每月体重增长值不超过正常平均增长值。

3岁以下的孩子，每月体重增长的平均值随年龄而有所变化，可以参见本书前面相关部分。

3岁以上的孩子，身高每增长1厘米，体重增长值不超过0.2千克为好。青春期前的孩子，一年体重正常增长值为1~2千克，最好不超过2千克，否则可能导致骨龄发育加速。

身高管理过程中的体重增长值，不是实现期望身高的必需目标。体重增长值的多少，没有绝对的好坏之分。体重增长值是否合适，要根据骨龄增长值而定。一般情况下，体重增长和骨龄增长是同步的。体重短期内增长过快，会导致骨龄发育加速。体重可以降低，但骨龄不可能减小。

体重增长的评价周期为每月。体重记录数据不足一年时，需要换算成一年体重增长值。

相对于体重而言，体脂率是和骨龄增长值更为密切的指标。体脂率超过20%时，骨龄增长值通常超过年龄增长值。所以，以延缓骨龄为目标的体脂率的目标是低于15%。体脂率降低，骨龄发育速度也会延缓。体脂率的评价周期为每三个月一次。

第三个维度：骨龄增长值

骨龄增长值的基本目标是低于年龄增长值，也就是一年时间骨龄增长不超过1岁。骨龄增长值的具体阶段性目标，需要根据生长设计而定。骨龄增长值的目标是根据期望身高而定的，是实现期望身高的必需目标。

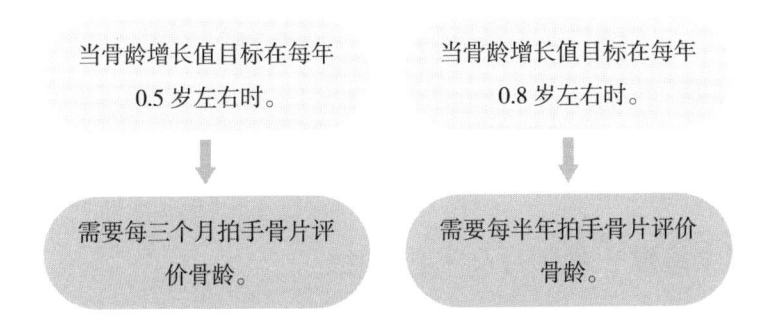

当骨龄增长值目标在每年0.5岁左右时。	当骨龄增长值目标在每年0.8岁左右时。
需要每三个月拍手骨片评价骨龄。	需要每半年拍手骨片评价骨龄。

骨龄增长值的快慢，没有绝对的好坏之分，需要结合身高增长值来综合评价。

案例 57　骨龄发育速度过快，导致身高管理效果不佳

小天是个6岁的男孩，期望身高180厘米。根据小天的期望身高、当前身高和骨龄，计算出小天未来平均每岁骨龄需要达到的身高增长值目标为8厘米。

经过一年的身高管理，小天的身高增长了7厘米，骨龄增长了1.1岁。一年时间，小天的骨龄发育速度超过了1岁，这种情况看骨龄增长太快了。

要想达到平均每岁骨龄8厘米的目标，小天一年身高增长7厘米，

每年骨龄只能增长 0.8 岁才合适。

> **蒋老师的叮嘱**
>
> 案例中的评价说明这个孩子的骨龄发育速度过快了。如果孩子半年拍一次手骨片,一旦发现骨龄发育速度过快,可以及时进行干预,后半年控制骨龄发育速度,这样可以减少骨龄的损失。

第四个维度:骨龄身高生长速度

骨龄身高速度就是平均每岁骨龄增长的身高值,计算方法是身高增长值除以骨龄增长值。这是实现期望身高必须达到的阶段性目标,也是评价身高管理效果最重要的阶段性目标。

达到了阶段性骨龄身高生长速度目标,就实现了期望身高必须满足的阶段性目标。每年都实现了阶段性骨龄身高生长速度目标,未来实现期望身高的可能性极大。

骨龄身高生长速度目标,可以根据开始身高管理时孩子的身高、骨龄和期望身高来计算。

身高管理的效果评价,重点看骨龄身高生长速度。达到了设计的骨龄身高生长速度目标,就说明管理效果好。如果没有达到骨龄身高速度目标,需要具体分析,是身高生长速度太慢,还是骨龄发育速度太快,或者两个因素都有。

案例 58　骨龄身高生长速度是效果评价的重要指标

小莺进行身高管理过程中，经过计算，实现 168 厘米期望身高需要达到的骨龄身高生长速度目标是 10 厘米。小莺进行身高管理一年，身高增长 5.5 厘米，骨龄增长 0.5 岁，骨龄身高发育速度是 11 厘米，这已经达到了目标值，说明管理效果好。

小墨也在进行身高管理，经过计算，实现 180 厘米期望身高需要达到的骨龄身高生长速度目标是 8.1 厘米。小墨进行身高管理一年，身高增长 6 厘米，骨龄增长 0.8 岁，骨龄身高生长速度是 7.5 厘米，这并没有达到目标值，说明管理效果不好。

在这个过程中身高增长值已经达到了正常范围的平均值，身高生长速度良好。相对于身高增长值来说，小墨的骨龄增长快了一些，导致 8.1 厘米的目标值没有达到，会影响未来 180 厘米期望身高的顺利实现。未来的身高管理过程中，小墨需要继续保持原有的身高生长速度，同时延缓骨龄发育速度。

蒋老师的叮嘱

身高管理过程中，不能单独看身高生长速度或者骨龄发育速度，一定要综合评价身高生长速度和骨龄发育速度两者之间的关系，使骨龄身高生长速度和期望身高匹配。

第五个维度：骨龄身高水平

监测骨龄身高水平的最终目标是实现期望身高。身高管理的目标是儿童骨龄身高水平和期望身高水平的差距不断缩小，并最终达到和保持期望身高水平。

案例 59　骨龄身高水平是身高管理效果的金标准

小砾的期望身高是 180 厘米，骨龄身高水平处于标准的第 90 百分位数。

小砾开始进行身高管理时，骨龄身高水平是第 25 百分位数，对应的成年身高为 168 厘米，和期望身高差距 12 厘米。

管理两年后，小砾的骨龄身高水平提升到标准的第 75 百分位数，对应的成年身高为 175 厘米，差距 5 厘米。管理两年，小砾的骨龄身高水平和期望身高的差距缩小，管理效果好。

> **蒋老师的叮嘱**
>
> 身高管理的目标是帮助孩子实现期望身高，通过定期监测身高和骨龄，可以清楚地了解孩子骨龄身高水平的变化。只要骨龄身高水平朝着期望身高水平进步，就是管理效果良好的体现。

身高管理"三要、三不要"

我们要想做好孩子的身高管理,家长简单运用"三要、三不要"的原则就可以了。

三不要

- 不要太在意孩子现在的高矮。
- 不要太在意孩子现在的胖瘦。
- 不要太在意孩子现在的骨龄大小。

孩子现在的高矮、胖瘦和骨龄大小,其实都是某种意义上过去的身高生长速度、体重增长速度和骨龄发育速度造成的,都是无法改变的历史问题,这些却是家长焦虑的根源。

经过分析发现,家长焦虑的孩子矮、瘦、胖、骨龄大小,都是孩子生长发育的"过去时"。要想改变孩子的生长发育状况,家长需要目光向前看,了解未来需要做哪些事情。

三要

- 要关注身高生长速度。
- 要关注体重增长速度。
- 要关注骨龄发育速度。

3岁以上的孩子，要想实现理想身高，这三个速度的标准如下：

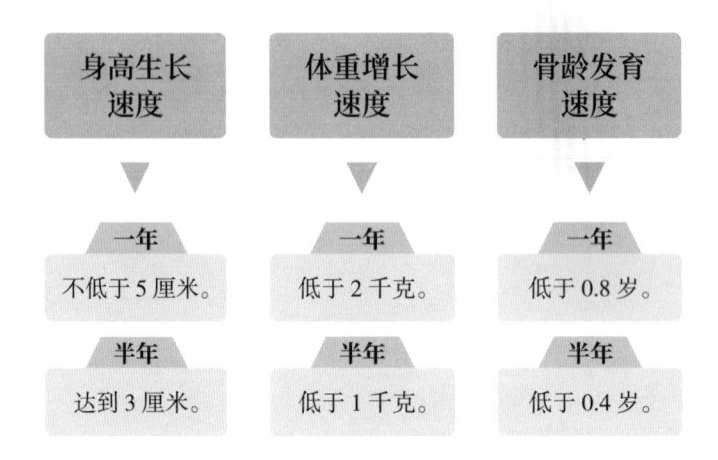

身高生长速度	体重增长速度	骨龄发育速度
一年 不低于5厘米。	一年 低于2千克。	一年 低于0.8岁。
半年 达到3厘米。	半年 低于1千克。	半年 低于0.4岁。

用这样简单的"三要、三不要"原则管理孩子的身高，可以减轻家长的焦虑，帮助孩子轻松实现长高的梦想。

家长可以参考下面的案例来管理孩子的身高。

首先根据我国"0~18岁儿童青少年身高、体重百分位数值表"（女）（男），我们一起看最后一行，家长确定期望身高的百分位数。例如，男孩期望身高180厘米，是处于标准的第90百分位数。女孩期望身高164厘米，是处于标准的第75百分位数。

0~18岁儿童青少年身高、体重百分位数值表（男）

年龄	3rd 身高(cm) 体重(kg)	10th 身高(cm) 体重(kg)	25th 身高(cm) 体重(kg)	50th 身高(cm) 体重(kg)	75th 身高(cm) 体重(kg)	90th 身高(cm) 体重(kg)	97th 身高(cm) 体重(kg)
出生	47.1 2.62	48.1 2.83	49.2 3.06	50.4 3.32	51.6 3.59	52.7 3.85	53.8 4.12
2月	54.6 4.53	55.9 4.88	57.2 5.25	58.7 5.68	60.3 6.15	61.7 6.59	63.0 7.05
4月	60.3 5.99	61.7 6.43	63.0 6.90	64.6 7.45	66.2 8.04	67.6 8.61	69.0 9.20
6月	64.0 6.80	65.4 7.28	66.8 7.80	68.4 8.41	70.0 9.07	71.5 9.70	73.0 10.37
9月	67.9 7.56	69.4 8.09	70.9 8.66	72.6 9.33	74.4 10.06	75.9 10.75	77.5 11.49
12月	71.5 8.16	73.1 8.72	74.7 9.33	76.5 10.05	78.4 10.83	80.1 11.58	81.8 12.37
15月	74.4 8.68	76.1 9.27	77.8 9.91	79.8 10.68	81.8 11.51	83.6 12.30	85.4 13.15
18月	76.9 9.19	78.7 9.81	80.6 10.48	82.7 11.29	84.8 12.16	86.7 13.01	88.7 13.90
21月	79.5 9.71	81.4 10.37	83.4 11.08	85.6 11.93	87.9 12.86	90.0 13.75	92.0 14.70
2岁	82.1 10.22	84.1 10.90	86.2 11.65	88.5 12.54	90.9 13.51	93.1 14.46	95.3 15.46
2.5岁	86.4 11.11	88.6 11.85	90.8 12.66	93.3 13.64	95.9 14.70	98.2 15.73	100.5 16.83
3岁	89.7 11.94	91.9 12.74	94.2 13.61	96.8 14.65	99.4 15.80	101.8 16.92	104.1 18.12
3.5岁	93.4 12.73	95.7 13.58	98.0 14.51	100.6 15.63	103.2 16.86	105.7 18.08	108.1 19.38
4岁	96.7 13.52	99.1 14.43	101.4 15.43	104.1 16.64	106.9 17.98	109.3 19.29	111.8 20.71
4.5岁	100.0 14.37	102.4 15.35	104.9 16.43	107.7 17.75	110.5 19.22	113.1 20.67	115.7 22.24
5岁	103.3 15.26	105.8 16.33	108.4 17.52	111.3 18.98	114.2 20.61	116.9 22.23	119.6 24.00
5.5岁	106.4 16.09	109.0 17.26	111.7 18.56	114.7 20.18	117.7 21.98	120.5 23.81	123.3 25.81
6岁	109.1 16.80	111.8 18.06	114.5 19.49	117.7 21.26	120.9 23.26	123.7 25.29	126.6 27.55
6.5岁	111.7 17.53	114.5 18.92	117.4 20.49	120.7 22.45	123.9 24.70	126.9 27.00	129.9 29.57
7岁	114.6 18.48	117.6 20.04	120.6 21.81	124.0 24.06	127.4 26.66	130.5 29.35	133.7 32.41
7.5岁	117.4 19.43	120.5 21.17	123.6 23.16	127.1 25.72	130.7 28.70	133.9 31.84	137.2 35.45
8岁	119.9 20.32	123.1 22.24	126.3 24.46	130.0 27.33	133.7 30.71	137.1 34.31	140.4 38.49
8.5岁	122.3 21.18	125.6 23.28	129.0 25.73	132.7 28.91	136.6 32.69	140.1 36.74	143.6 41.49
9岁	124.6 22.04	128.0 24.31	131.4 26.98	135.4 30.46	139.3 34.61	142.9 39.08	146.5 44.35
9.5岁	126.7 22.95	130.3 25.42	133.9 28.31	137.9 32.09	142.0 36.61	145.7 41.49	149.4 47.24
10岁	128.7 23.89	132.3 26.55	136.0 29.66	140.2 33.74	144.4 38.61	148.2 43.85	152.0 50.01
10.5岁	130.7 24.96	134.5 27.83	138.3 31.20	142.6 35.58	147.0 40.81	150.9 46.40	154.9 52.93
11岁	132.9 26.21	136.8 29.33	140.8 32.97	145.3 37.69	149.9 43.27	154.0 49.20	158.1 56.07
11.5岁	135.3 27.59	139.5 30.97	143.7 34.91	148.4 39.98	153.1 45.94	157.4 52.21	161.7 59.40
12岁	138.1 29.09	142.5 32.77	147.0 37.03	151.9 42.49	157.0 48.86	161.5 55.50	166.0 63.04
12.5岁	141.1 30.74	145.7 34.71	150.4 39.29	155.6 45.13	160.8 51.89	165.5 58.90	170.2 66.81
13岁	145.0 32.82	149.6 37.04	154.3 41.90	159.5 48.08	164.8 55.21	169.5 62.57	174.2 70.83
13.5岁	148.8 35.03	153.3 39.42	157.9 44.45	163.0 50.85	168.1 58.21	172.7 65.80	177.2 74.33
14岁	152.3 37.36	156.7 41.80	161.0 46.90	165.9 53.37	170.7 60.83	175.1 68.53	179.4 77.20
14.5岁	155.3 39.53	159.4 43.94	163.6 49.00	168.2 55.43	172.8 62.86	176.9 70.55	181.0 79.24
15岁	157.5 41.43	161.4 45.77	165.4 50.75	169.8 57.08	174.2 64.40	178.2 72.00	182.0 80.60
15.5岁	159.1 43.05	162.9 47.31	166.7 52.19	171.0 58.39	175.2 65.57	179.1 73.03	182.8 81.49
16岁	159.9 44.28	163.6 48.47	167.4 53.26	171.6 59.35	175.8 66.40	179.7 73.73	183.2 82.05
16.5岁	160.5 45.30	164.2 49.42	167.9 54.13	172.1 60.12	176.2 67.05	179.9 74.25	183.5 82.44
17岁	160.9 46.04	164.5 50.11	168.2 54.77	172.3 60.68	176.4 67.51	180.1 74.62	183.7 82.70
18岁	161.3 47.01	164.9 51.02	168.6 55.60	172.7 61.40	176.7 68.11	180.4 74.10	183.9 83.00

注：①根据2005年九省/市儿童体格发育调查数据研究制定。
②3岁以前为身长。

参考文献：中华儿科杂志，2009年7期。

是处于标准的第90百分位数。

例如，男孩期望身高180厘米，

0~18岁儿童青少年身高、体重百分位数值表（女）

年龄	3rd 身高(cm)	3rd 体重(kg)	10th 身高(cm)	10th 体重(kg)	25th 身高(cm)	25th 体重(kg)	50th 身高(cm)	50th 体重(kg)	75th 身高(cm)	75th 体重(kg)	90th 身高(cm)	90th 体重(kg)	97th 身高(cm)	97th 体重(kg)
出生	46.6	2.57	47.5	2.76	48.6	2.96	49.7	3.21	50.9	3.49	51.9	3.75	53.0	4.04
2月	53.4	4.21	54.7	4.50	56.0	4.82	57.4	5.21	58.9	5.64	60.2	6.06	61.6	6.51
4月	59.1	5.55	60.3	5.93	61.7	6.34	63.1	6.83	64.6	7.37	66.0	7.90	67.4	8.47
6月	62.5	6.34	63.9	6.76	65.2	7.21	66.8	7.77	68.4	8.37	69.8	8.96	71.2	9.59
9月	66.4	7.11	67.8	7.58	69.3	8.08	71.0	8.69	72.8	9.36	74.3	10.01	75.9	10.71
12月	70.0	7.70	71.6	8.20	73.2	8.74	75.0	9.40	76.8	10.12	78.5	10.82	80.2	11.57
15月	73.2	8.22	74.9	8.75	76.6	9.33	78.5	10.02	80.4	10.79	82.2	11.53	84.0	12.33
18月	76.0	8.73	77.7	9.29	79.5	9.91	81.5	10.65	83.6	11.46	85.5	12.25	87.4	13.11
21月	78.5	9.26	80.4	9.86	82.3	10.51	84.4	11.30	86.6	12.17	88.6	13.01	90.7	13.93
2岁	80.9	9.76	82.9	10.39	84.9	11.08	87.2	11.92	89.6	12.84	91.7	13.74	93.9	14.71
2.5岁	85.2	10.65	87.4	11.35	89.6	12.12	92.1	13.05	94.6	14.07	97.0	15.08	99.3	16.16
3岁	88.6	11.50	90.8	12.26	93.1	13.11	95.6	14.13	98.2	15.25	100.5	16.36	102.9	17.55
3.5岁	92.4	12.32	94.6	13.14	96.8	14.05	99.4	15.16	102.0	16.38	104.4	17.59	106.8	18.89
4岁	95.8	13.10	98.1	13.99	100.4	14.97	103.1	16.17	105.7	17.50	108.2	18.81	110.6	20.24
4.5岁	99.2	13.89	101.5	14.85	104.0	15.92	106.7	17.22	109.5	18.66	112.1	20.10	114.7	21.67
5岁	102.3	14.64	104.8	15.68	107.3	16.84	110.2	18.26	113.1	19.83	115.7	21.41	118.4	23.14
5.5岁	105.4	15.39	108.0	16.52	110.6	17.78	113.5	19.33	116.5	21.06	119.3	22.81	122.0	24.72
6岁	108.1	16.10	110.8	17.32	113.5	18.68	116.6	20.37	119.7	22.27	122.5	24.19	125.4	26.30
6.5岁	110.6	16.80	113.4	18.12	116.2	19.60	119.4	21.44	122.7	23.51	125.6	25.62	128.6	27.96
7岁	113.3	17.58	116.2	19.01	119.2	20.62	122.5	22.64	125.9	24.94	129.0	27.28	132.1	29.89
7.5岁	116.0	18.39	119.0	19.95	122.1	21.71	125.6	23.93	129.1	26.48	132.3	29.08	135.5	32.01
8岁	118.5	19.20	121.6	20.89	124.9	22.81	128.5	25.25	132.1	28.05	135.4	30.95	138.7	34.23
8.5岁	121.0	20.05	124.2	21.88	127.6	23.99	131.3	26.67	135.1	29.77	138.5	33.00	141.9	36.69
9岁	123.3	20.93	126.7	22.93	130.2	25.23	134.1	28.19	138.0	31.63	141.6	35.26	145.1	39.41
9.5岁	125.7	21.89	129.3	24.06	132.9	26.61	137.0	29.87	141.1	33.72	144.8	37.78	148.5	42.51
10岁	128.3	22.98	132.1	25.36	135.9	28.15	140.1	31.76	144.4	36.05	148.2	40.63	152.0	45.97
10.5岁	131.1	24.22	135.0	26.80	138.9	29.84	143.3	33.80	147.7	38.53	151.6	43.61	155.6	49.59
11岁	134.2	25.74	138.2	28.53	142.2	31.81	146.6	36.10	151.1	41.24	155.2	46.78	159.2	53.33
11.5岁	137.2	27.43	141.2	30.39	145.2	33.86	149.7	38.40	154.1	43.85	158.2	49.73	162.1	56.67
12岁	140.2	29.33	144.1	32.42	148.0	36.04	152.4	40.77	156.7	46.42	160.7	52.49	164.5	59.64
12.5岁	142.9	31.22	146.7	34.39	150.4	38.09	154.6	42.89	158.8	48.60	162.6	54.71	166.3	61.86
13岁	145.0	33.09	148.8	36.29	152.2	40.00	156.3	44.79	160.3	50.45	164.0	56.46	167.6	63.45
13.5岁	146.7	34.82	150.2	38.01	153.7	41.69	157.6	46.42	161.6	51.97	165.1	57.81	168.6	64.55
14岁	147.9	36.38	151.3	39.55	154.8	43.19	158.6	47.83	162.4	53.23	165.9	58.88	169.3	65.36
14.5岁	148.9	37.71	152.2	40.84	155.6	44.43	159.4	48.97	163.1	54.23	166.5	59.70	169.8	65.93
15岁	149.5	38.73	152.8	41.83	156.1	45.36	159.8	49.82	163.5	54.96	166.8	60.28	170.1	66.30
15.5岁	149.9	39.51	153.1	42.58	156.5	46.06	160.1	50.45	163.8	55.49	167.1	60.69	170.3	66.55
16岁	149.8	39.96	153.1	43.01	156.4	46.47	160.1	50.81	163.8	55.79	167.1	60.91	170.3	66.69
16.5岁	149.9	40.29	153.2	43.32	156.5	46.76	160.2	51.07	163.8	56.01	167.1	61.07	170.4	66.78
17岁	150.1	40.44	153.4	43.47	156.7	46.90	160.3	51.20	164.0	56.11	167.3	61.15	170.5	66.82
18岁	150.4	40.71	153.7	43.73	157.0	47.14	160.6	51.41	164.2	56.26	167.5	61.28	170.7	66.89

注：①根据2005年九省/市儿童体格发育调查数据研究制定。 参考文献：中华儿科杂志，2009年7期。
②3岁以前为身长。

75th 是处于标准的第75百分位数。

例如，女孩期望身高164厘米，

案例 60　不要简单关注年龄的身高

小凡是个 8 岁的男孩，妈妈希望他将来长到 175 厘米的身高。小凡现在身高 120 厘米，体重 21 千克，骨龄 7 岁。妈妈因为小凡比同班同学矮半头、身材瘦小、骨龄又落后而焦虑不已。

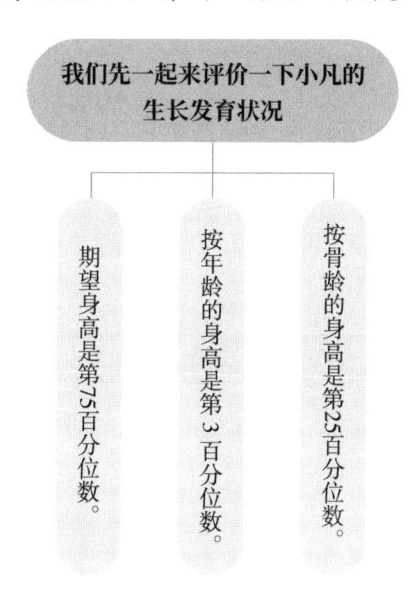

我们先一起来评价一下小凡的生长发育状况：

- 期望身高是第 75 百分位数。
- 按年龄的身高是第 3 百分位数。
- 按骨龄的身高是第 25 百分位数。

只要小凡把骨龄身高水平提高到第 75 百分位数，并一直维持在第 75 百分位数，将来就很可能实现 175 厘米的期望值。

家长不要太在意小凡按年龄的身高水平，不要焦虑，因为身高停止生长不是看年龄，而是看骨龄。家长要在意小凡未来的身高生长速度、体重增长速度和骨龄发育速度，这三个速度都要达标。

家长开始给小凡进行身高管理后，小凡每年的身高增长值达到了 5~6 厘米的正常范围，体重每年增长 1 千克左右，骨龄每年增长

0.5~0.7 岁。五年后，小凡 13 岁，身高为 147 厘米，骨龄 10.5 岁，骨龄身高水平为标准的第 75 百分位数，和期望身高水平一致。在这之后，小凡只要维持在这个骨龄身高水平就可以了。每年促进身高速度达到正常范围，控制骨龄速度，到小凡 18~19 岁时，大概率可以长到 175 厘米的身高。

> **蒋老师的叮嘱**
>
> 家长不用焦虑孩子现在身高矮小，只要确定好期望身高目标，努力使孩子未来每年的身高生长速度、体重增长速度和骨龄发育速度达标，将来实现期望身高的可能性就非常大。在此过程中，家长要避免急功近利，要做好孩子身高、体重和骨龄的定期监测，关注孩子骨龄身高水平的进步，慢慢守候孩子成长。

案例 61　不用为孩子的骨龄大小焦虑

小茼是个 8 岁的女孩，妈妈希望她将来长到 167 厘米。小茼的身高 138 厘米，体重 40 千克，骨龄 10 岁。妈妈因为小茼超重、骨龄偏大、性早熟而无比焦虑。

我们看一看对小茼的生长发育状况的评价。

- 期望身高是第 90 百分位数。
- 按照年龄的身高是第 97 百分位数。
- 按照骨龄的身高是第 25 百分位数。

家长需要努力让孩子未来的身高生长速度、体重增加速度和骨龄发育速度达标即可。

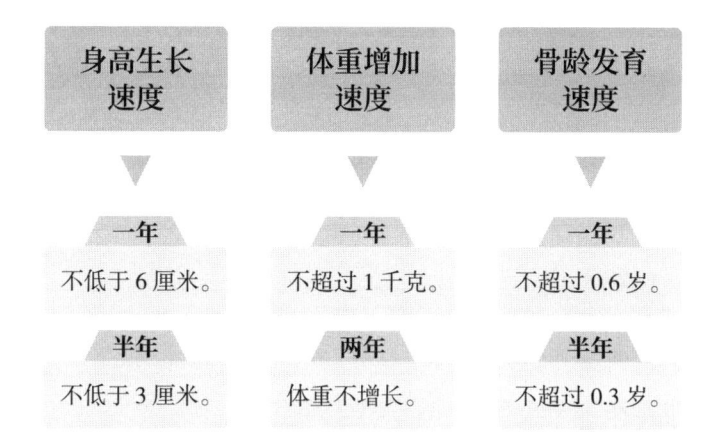

身高生长速度	体重增加速度	骨龄发育速度
一年 不低于6厘米。	一年 不超过1千克。	一年 不超过0.6岁。
半年 不低于3厘米。	两年 体重不增长。	半年 不超过0.3岁。

往后，小菊需要每3~6个月拍手骨片评价骨龄。如果控制体重后骨龄不达标，或者体重无法控制、骨龄不达标，就需要请中医医生和内分泌医生帮忙用中药或者西药延缓骨龄。

开始身高管理后，小菊的身高一年增长6~7厘米，体重一年增长低于1千克，骨龄一年增长0.5~0.6岁。三年后，小菊11岁，身高为158厘米，体重为42千克，骨龄11.6岁。继续做好身高管理，小菊实现期望身高的可能性是非常大的。

蒋老师的叮嘱

当家长面对孩子高矮、胖瘦、骨龄大小的问题时，不要首先想着治病，而是要明确孩子想要达到的期望身高，确定身高生长速度、体重增加速度、骨龄发育速度的阶段性目标，然后努力做好计划，积极引导孩子达标。家长可以先在保健医生的指导下，用营养调控和环境干预的方法促进身高生长速度、延缓骨龄发育速度。这样管理孩子的身高，既简单又不焦虑，成本低，效果也好。

后 记

2018年，我完成的《长高不再是梦想》这本书，由北京出版集团出版。2020年我写了《儿童身高管理实用手册》这本书，2021年再次由北京出版集团出版。这两本书为很多医生和家长普及了身高管理的知识，传授了身高管理的技巧，也帮助很多孩子实现了理想身高。

通过这些年的看诊、做直播活动和讲课，我接触了更多家长和需要长高的孩子，我也有更多话要跟现在做父母的你们讲。于是，我写了这本《长高的密码》。从最初开始写《长高不再是梦想》，到写这本书，初衷是一样的，都是因为在身高门诊和其他场合看到了太多错过了长高机会的孩子，看到了太多家长对于孩子长高的认知偏差，看到了太多在孩子长高过程中不断走弯路的家长，忍不住想要帮助那些需要帮助的孩子和家庭。写作的过程基本是一样的：看到了哪些家长在认知和行为方面的误区，想要把哪些知识和科学的做法告诉家长，就怎样写。

虽然这本书在写作的过程中，我出差的时间相对少一些，但是要写作,还是需要抽时间的。毕竟,大量的门诊工作及网课、视频录制、出差讲课等工作,仍然需要时间去做。无法在电脑上写作的时候,我就构思,也随时用笔和纸记录下来。有一次出差时间短,没有带电脑,当时有了想要让家长知道的身高管理内容,就在酒店要了纸张,一下子写了满满5张A4大小的纸张。

书稿完成后,我自己仔细看了5遍,因为身高门诊工作随时能见到各种案例,每次培训讲课都有新的感悟。因此,每看一遍书稿,都有充实和修改的内容。直到出版社发回修改稿,我还有想要补充的内容。在写作的过程中,我自己对身高管理的认知与理解也在不断深入,身高管理技能也在不断提高。

在本书出版的过程中,我有幸结识了很多行业的专业人士,他们热爱儿童身高管理,愿意钻研提高身高管理专业水平,他们对于本书的出版有很好的助力。

感谢北京出版集团一直以来的厚爱和信任,感谢恽梅、刘超、覃静等老师的辛苦付出,使本书得以顺利出版。

我的使命是帮助更多的孩子实现理想的成年身高。

附 录

0~18岁儿童青少年身高、体重百分位数值表（男）

年龄	3rd 身高(cm)	体重(kg)	10th 身高(cm)	体重(kg)	25th 身高(cm)	体重(kg)	50th 身高(cm)	体重(kg)	75th 身高(cm)	体重(kg)	90th 身高(cm)	体重(kg)	97th 身高(cm)	体重(kg)
出生	47.1	2.62	48.1	2.83	49.2	3.06	50.4	3.32	51.6	3.59	52.7	3.85	53.8	4.12
2月	54.6	4.53	55.9	4.88	57.2	5.25	58.7	5.68	60.3	6.15	61.7	6.59	63.0	7.05
4月	60.3	5.99	61.7	6.43	63.0	6.90	64.6	7.45	66.2	8.04	67.6	8.61	69.0	9.20
6月	64.0	6.80	65.4	7.28	66.8	7.80	68.4	8.41	70.0	9.07	71.5	9.70	73.0	10.37
9月	67.9	7.56	69.4	8.09	70.9	8.66	72.6	9.33	74.4	10.06	75.9	10.75	77.5	11.49
12月	71.5	8.16	73.1	8.72	74.7	9.33	76.5	10.05	78.4	10.83	80.1	11.58	81.8	12.37
15月	74.4	8.68	76.1	9.27	77.8	9.91	79.8	10.68	81.8	11.51	83.6	12.30	85.4	13.15
18月	76.9	9.19	78.7	9.81	80.6	10.48	82.7	11.29	84.8	12.16	86.7	13.01	88.7	13.90
21月	79.5	9.71	81.4	10.37	83.4	11.08	85.6	11.93	87.9	12.86	90.0	13.75	92.0	14.70
2岁	82.1	10.22	84.1	10.90	86.2	11.65	88.5	12.54	90.9	13.51	93.1	14.46	95.3	15.46
2.5岁	86.4	11.11	88.6	11.85	90.8	12.66	93.3	13.64	95.9	14.70	98.2	15.73	100.5	16.83
3岁	89.7	11.94	91.9	12.74	94.2	13.61	96.8	14.65	99.4	15.80	101.8	16.92	104.1	18.12
3.5岁	93.4	12.73	95.7	13.58	98.0	14.51	100.6	15.63	103.2	16.86	105.7	18.08	108.1	19.38
4岁	96.7	13.52	99.1	14.43	101.4	15.43	104.1	16.64	106.9	17.98	109.3	19.29	111.8	20.71
4.5岁	100.0	14.37	102.4	15.35	104.9	16.43	107.7	17.75	110.5	19.22	113.1	20.67	115.7	22.24
5岁	103.3	15.26	105.8	16.33	108.4	17.52	111.3	18.98	114.2	20.61	116.9	22.23	119.6	24.00
5.5岁	106.4	16.09	109.0	17.26	111.7	18.56	114.7	20.18	117.7	21.98	120.5	23.81	123.3	25.81
6岁	109.1	16.80	111.8	18.06	114.6	19.49	117.7	21.26	120.9	23.26	123.7	25.29	126.6	27.55
6.5岁	111.7	17.53	114.5	18.92	117.4	20.49	120.7	22.45	123.9	24.70	126.9	27.00	129.9	29.57
7岁	114.6	18.48	117.6	20.04	120.6	21.81	124.0	24.06	127.4	26.66	130.5	29.35	133.7	32.41
7.5岁	117.4	19.43	120.5	21.17	123.6	23.16	127.1	25.72	130.7	28.70	133.9	31.84	137.2	35.45
8岁	119.9	20.32	123.1	22.24	126.3	24.46	130.0	27.33	133.7	30.71	137.1	34.31	140.4	38.49
8.5岁	122.3	21.18	125.6	23.28	129.0	25.73	132.7	28.91	136.6	32.69	140.1	36.74	143.6	41.49
9岁	124.6	22.04	128.0	24.31	131.4	26.98	135.4	30.46	139.3	34.61	142.9	39.08	146.5	44.35
9.5岁	126.7	22.95	130.3	25.42	133.9	28.31	137.9	32.09	142.0	36.61	145.7	41.49	149.4	47.24
10岁	128.7	23.89	132.3	26.55	136.0	29.66	140.2	33.74	144.4	38.61	148.2	43.85	152.0	50.01
10.5岁	130.7	24.96	134.5	27.83	138.3	31.20	142.6	35.58	147.0	40.81	150.9	46.40	154.9	52.93
11岁	132.9	26.21	136.8	29.33	140.8	32.97	145.3	37.69	149.9	43.27	154.0	49.20	158.1	56.07
11.5岁	135.3	27.59	139.5	30.97	143.7	34.91	148.4	39.98	153.1	45.94	157.4	52.21	161.7	59.40
12岁	138.1	29.09	142.5	32.77	147.0	37.03	151.9	42.49	157.0	48.86	161.5	55.50	166.0	63.04
12.5岁	141.1	30.74	145.7	34.71	150.4	39.29	155.6	45.13	160.8	51.89	165.5	58.90	170.2	66.81
13岁	145.0	32.82	149.6	41.90	154.3	41.90	159.5	48.08	164.8	55.21	169.5	62.57	174.2	70.83
13.5岁	148.8	35.03	153.3	39.42	157.9	44.45	163.0	50.85	168.1	58.21	172.7	65.80	177.2	74.33
14岁	152.3	37.36	156.7	41.80	161.0	46.90	165.9	53.37	170.7	60.83	175.1	68.53	179.4	77.20
14.5岁	155.3	39.53	159.4	43.94	163.6	49.00	168.2	55.43	172.8	62.86	176.9	70.55	181.0	79.24
15岁	157.5	41.43	161.4	45.77	165.4	50.75	169.8	57.08	174.2	64.40	178.2	72.00	182.0	80.60
15.5岁	159.1	43.05	162.9	47.31	166.7	52.19	171.0	58.39	175.2	65.57	179.1	73.03	182.8	81.49
16岁	159.9	44.28	163.6	48.47	167.4	53.26	171.6	59.35	175.8	66.40	179.5	73.73	183.2	82.05
16.5岁	160.5	45.30	164.2	49.42	167.9	54.13	172.1	60.12	176.2	67.05	179.9	74.25	183.5	82.44
17岁	160.9	46.04	164.5	50.11	168.2	54.77	172.3	60.68	176.4	67.51	180.1	74.62	183.7	82.70
18岁	161.3	47.01	164.9	51.02	168.6	55.60	172.7	61.40	176.7	68.11	180.4	75.30	183.9	83.00

注：①根据2005年九省/市儿童体格发育调查数据研究制定。 参考文献：中华儿科杂志，2009年7期。
②3岁以前为身长。

首都儿科研究所生长发育研究室 制作

0~18岁儿童青少年身高、体重百分位数值表(女)

年龄	3rd 身高(cm)	体重(kg)	10th 身高(cm)	体重(kg)	25th 身高(cm)	体重(kg)	50th 身高(cm)	体重(kg)	75th 身高(cm)	体重(kg)	90th 身高(cm)	体重(kg)	97th 身高(cm)	体重(kg)
出生	46.6	2.57	47.5	2.76	48.6	2.96	49.7	3.21	50.9	3.49	51.9	3.75	53.0	4.04
2月	53.4	4.21	54.7	4.50	56.0	4.82	57.4	5.21	58.9	5.64	60.2	6.06	61.6	6.51
4月	59.1	5.55	60.3	5.93	61.7	6.34	63.1	6.83	64.6	7.37	66.0	7.90	67.4	8.47
6月	62.5	6.34	63.9	6.76	65.2	7.21	66.8	7.77	68.4	8.37	69.8	8.96	71.2	9.59
9月	66.4	7.11	67.8	7.58	69.3	8.08	71.0	8.69	72.8	9.36	74.3	10.01	75.9	10.71
12月	70.0	7.70	71.6	8.20	73.2	8.74	75.0	9.40	76.8	10.12	78.5	10.82	80.2	11.57
15月	73.2	8.22	74.9	8.75	76.6	9.33	78.5	10.02	80.4	10.79	82.2	11.53	84.0	12.33
18月	76.0	8.73	77.7	9.29	79.5	9.91	81.5	10.65	83.6	11.46	85.5	12.25	87.4	13.11
21月	78.5	9.26	80.4	9.86	82.3	10.51	84.4	11.30	86.6	12.17	88.6	13.01	90.7	13.93
2岁	80.9	9.76	82.9	10.39	84.9	11.08	87.2	11.92	89.6	12.84	91.7	13.74	93.9	14.71
2.5岁	85.2	10.65	87.4	11.35	89.6	12.12	92.1	13.05	94.6	14.07	97.0	15.08	99.3	16.16
3岁	88.6	11.50	90.8	12.27	93.1	13.11	95.6	14.13	98.2	15.25	100.5	16.36	102.9	17.55
3.5岁	92.4	12.32	94.6	13.14	96.8	14.05	99.4	15.16	102.0	16.38	104.4	17.59	106.8	18.89
4岁	95.8	13.10	98.1	13.99	100.4	14.97	103.1	16.17	105.7	17.50	108.2	18.81	110.6	20.24
4.5岁	99.2	13.89	101.5	14.85	104.0	15.92	106.7	17.22	109.5	18.66	112.1	20.10	114.7	21.67
5岁	102.3	14.64	104.8	15.68	107.3	16.84	110.2	18.26	113.1	19.83	115.7	21.41	118.4	23.14
5.5岁	105.4	15.39	108.0	16.52	110.6	17.78	113.5	19.33	116.5	21.06	119.3	22.81	122.0	24.72
6岁	108.1	16.10	110.8	17.32	113.5	18.68	116.6	20.37	119.7	22.27	122.5	24.19	125.4	26.30
6.5岁	110.6	16.80	113.4	18.12	116.2	19.60	119.4	21.44	122.7	23.51	125.6	25.62	128.6	27.96
7岁	113.3	17.58	116.2	19.01	119.2	20.62	122.5	22.64	125.9	24.94	129.0	27.28	132.1	29.89
7.5岁	116.0	18.39	119.0	19.95	122.1	21.71	125.6	23.93	129.1	26.48	132.3	29.08	135.5	32.01
8岁	118.5	19.20	121.6	20.89	124.9	22.81	128.5	25.25	132.1	28.05	135.4	30.95	138.7	34.23
8.5岁	121.0	20.05	124.2	21.88	127.6	23.95	131.3	26.67	135.1	29.77	138.5	33.00	141.9	36.69
9岁	123.3	20.93	126.7	22.93	130.2	25.23	134.1	28.19	138.0	31.63	141.6	35.26	145.1	39.41
9.5岁	125.7	21.89	129.3	24.08	132.9	26.61	137.0	29.87	141.1	33.72	144.8	37.79	148.5	42.51
10岁	128.3	22.98	132.1	25.36	135.9	28.15	140.1	31.76	144.4	36.05	148.2	40.63	152.0	45.97
10.5岁	131.1	24.22	135.0	26.80	138.9	29.84	143.3	33.80	147.7	38.53	151.6	43.61	155.6	49.59
11岁	134.2	25.74	138.2	28.53	142.2	31.81	146.6	36.10	151.1	41.24	155.2	46.78	159.2	53.33
11.5岁	137.2	27.43	141.2	30.39	145.2	33.86	149.7	38.40	154.1	43.85	158.2	49.73	162.1	56.67
12岁	140.2	29.33	144.1	32.42	148.0	36.04	152.4	40.77	156.7	46.42	160.7	52.49	164.5	59.64
12.5岁	142.9	31.22	146.6	34.39	150.4	38.09	154.6	42.89	158.8	48.60	162.6	54.71	166.3	61.86
13岁	145.0	33.09	148.6	36.29	152.2	40.00	156.3	44.79	160.3	50.45	164.0	56.46	167.6	63.45
13.5岁	146.7	34.82	150.2	38.01	153.7	41.69	157.7	46.42	161.6	51.97	165.1	57.81	168.6	64.55
14岁	147.9	36.38	151.3	39.55	154.8	43.19	158.8	47.83	162.6	53.23	165.9	58.88	169.3	65.36
14.5岁	148.9	37.71	152.2	40.84	155.6	44.43	159.4	48.97	163.1	54.23	166.5	59.70	169.8	65.93
15岁	149.5	38.73	152.8	41.83	156.1	45.36	159.8	49.82	163.5	54.96	166.8	60.28	170.1	66.30
15.5岁	149.9	39.51	153.1	42.58	156.4	46.06	160.1	50.45	163.8	55.49	167.0	60.69	170.3	66.55
16岁	149.8	39.96	153.1	43.01	156.4	46.47	160.1	50.81	163.8	55.79	167.1	60.91	170.3	66.69
16.5岁	149.9	40.29	153.2	43.32	156.5	46.76	160.2	51.07	163.8	56.01	167.1	61.07	170.4	66.78
17岁	150.1	40.44	153.4	43.47	156.7	46.90	160.3	51.20	164.0	56.11	167.3	61.15	170.5	66.82
18岁	150.4	40.71	153.7	43.73	157.0	47.14	160.6	51.41	164.2	56.28	167.5	61.28	170.7	66.89

注:①根据2005年九省/市儿童体格发育调查数据研究制定。 参考文献:中华儿科杂志,2009年7期。
②3岁以前为身长。

首都儿科研究所生长发育研究室 制作

身高、体重监测表

年龄/岁	身高/厘米	百分位数	增长值/厘米	增长值评价	体重/千克	百分位数	增长值/千克	增长值评价

生长发育监测表

年龄/岁	身高/厘米	身高增长值	体重/千克	增长值	骨龄/岁	骨龄增长值/岁	骨龄身高生长速度比厘米/骨龄	骨龄身高水平百分位数	对应的成年身高/厘米